W0303018

Gerald Uhlig-Romero

Und trotzdem lebe ich

Gerald Uhlig-Romero

Und trotzdem lebe ich

Mein Kampf mit einer rätselhaften Krankheit

Deutsche Verlags-Anstalt

Für Mara und Geraldine

und mit Dank an Wolfgang Henrich

Es gibt gewisse Tore, die nur die Krankheit öffnen kann.

André Gide

Jeder, der geboren wird, besitzt zwei Staatsbürgerschaften, eine im Reich der Gesunden und eine im Reich der Kranken.

Susan Sontag

»die gaswolke / im all / schwebt lange / lange vor sich hin / irgendwann / werden ihre abertrillionen moleküle / rein zufällig / genau so angeordnet sein / dass ich daraus entstehe«

Kreatinin

Nur wenige Tage nach der Eröffnung meines neuen Kaffeehauses suchte ich den Hausarzt zu einer Routineblutuntersuchung auf. Ein paar Zigaretten zu viel wie auch so manches Glas Wein verursachen bei mir stets ein schlechtes Gewissen gegenüber meinem Körper. Und so muss mein Hausarzt immer wieder für Beruhigung sorgen. Dieses Mal stellte er jedoch fest, dass mein Kreatininwert erhöht war; dies ließe darauf schließen, dass mit meinen Nieren etwas nicht stimmte. Auf meine Frage, was denn dieses Kreatinin sei, erklärte er mir, es sei ein Stoff, der in Muskel- und Nervenzellen entstünde und von diesen ins Blut abgegeben werde. Da Kreatinin fast ausschließlich über die Niere ausgeschieden werde, sei es ein empfindlicher Parameter für die Filtrationsleistung dieses Organs, die bei mir offenbar gestört sei. Je höher der Wert im Blut ist, umso schlechter entgiften die Nieren den Körper. Nieren sehen aus wie dicke, rotbraune Bohnen, zehn Zentimeter lang, und wiegen jeweils bis zu zweihundert Gramm. Warum nun meine Nieren defekt seien, könne er mir nicht sagen, dafür müsse ich einen Spezialisten aufsuchen.

Bis dahin spielte Kreatinin in meinem Leben keine Rolle, obwohl ich seit meiner frühesten Kindheit in unterschiedlichen Zeitabständen immer wieder von unerklärlichen Krankheitssymptomen heimgesucht worden war. Seit jenem Tag, an dem mein Hausarzt den erhöhten Kreatininwert festgestellt hatte, kam ich kaum mehr zur Ruhe. Die Gedanken an das Kreatinin nahmen immer mehr Raum in meinem Kopf ein.

Sie begannen, mich zu jagen, einzukreisen und in einen Käfig panikartiger Angstzustände zu sperren. Das ist die Art der Angst, die einen so furchtbar klein macht. Das Wort Kreatinin und die Gedanken dazu blähten sich in meinem Kopf auf wie das Universum, das bis in alle Ewigkeit und mit immer größerer Geschwindigkeit expandiert. Und irgendwann würde ich über diese Ausdehnung meinen Verstand verlieren, das war meine größte Angst. Es könnten keine neuen Sterne mehr in meinem Kopf entstehen. Mein Kosmos war in Gefahr, ein dunkler und kalter Raum zu werden. Die Gedanken an dieses »harnpflichtige Stoffwechselprodukt« demütigten meine Lebensfreude und erinnerten mich ständig daran, wie es ist, wenn einem der Tod mit recht entschlossenen Schritten entgegenläuft.

Die Zahnfee

Meine kleine Tochter Geraldine, mit den dunkelbraunen Augen ihrer argentinischen Mutter Mara und der unbändigen Energie unverkennbares Produkt ihrer Eltern, stürmt ins Kaffeehaus. Sie ruft so laut in Richtung meines Tisches, dass alle rundherum sitzenden Gäste mithören müssen: »Papa, eben ist mir zum ersten Mal ein Zahn herausgefallen!« Sie legt mir das Zähnchen auf den Teller, wo bereits ein angegessenes Stück Apfelstrudel liegt, und setzt sofort nach: »Du musst mir jetzt einen Euro für die Zahnfee geben, damit sie einen neuen Zahn nachwachsen lässt.« Ich wühle in meiner Tasche, da ich aber keinen Euro finde, rufe ich den Kellner, dass er mir doch bitte mal einen ausborgen möge. Geraldine nimmt strahlend das Geld entgegen und legt es gemeinsam mit dem Zahn in ein Schächtelchen, das sie aus ihrer kleinen Umhängetasche hervorholt. Sie schmiegt sich liebevoll an mich.

»Du solltest in der nächsten Zeit immer Ein-Euro-Münzen bei dir haben, Papa, der hier wackelt auch schon.«

Ich kann nicht sagen, warum plötzlich eine Erinnerung auf mich einstürzt wie ein Komet. Ich muss an meine Mutter denken, Mutter – die seit so vielen Jahren aus meinem Gedächtnis verschwunden gewesen ist, tief verschollen irgendwo im Fundus meines Gehirns.

Es war in Wien, 1976. Ich stand auf der Bühne des Max-Reinhardt-Seminars und rezitierte gerade aus einem Theaterstück die Zeilen: »So stach er in ihre Brust und fand Blut, wo er zuvor zu wenig Milch gefunden hatte«, als mir plötzlich – ganz ohne medizinischen Grund – der rechte Schneidezahn ausfiel und aufgrund des intensiven Textsprechens in hohem Bogen in den dunklen Zuschauerraum geschleudert wurde. Der Zahn verschwand auf immer im Dunkeln. Alle Mitspieler, die den Auftritt meines fliegenden Zahns mitverfolgten, begannen darauf derart zu lachen, dass wir die gemeinsame Szene abbrechen mussten. Am gleichen Tag, ein paar Stunden später, rief mich meine Schwester Manuela aus Heidelberg an, um mir mitzuteilen, dass unsere Mutter vor wenigen Minuten verstorben sei.

Mutter ist mit zweiundfünfzig Jahren, elend gezeichnet, an einer Krankheit verstorben, die die Ärzte damals als Multiple Sklerose diagnostizierten. Ihr Tod war eine Erlösung für sie – das war damals mein erster Gedanke. Als ich Mutter etwa sechs Monaten zuvor zum letzten Mal gesehen hatte, saß sie im Krankenzimmer in ihrem Rollstuhl. Sie konnte kaum mehr sprechen oder sich bewegen. Mühsam winkte sie mich mit ihrer arthritisch verkrüppelten Hand zur Seite und bat mich mit schwerverständlichen Worten darum, ihr die erlösenden Tabletten zu besorgen. Die Ärzte hier in diesem Krankenhaus würden das nicht für sie tun. Ich sei jetzt nicht nur ihr Sohn, ich sei auch ihr Arzt, und es sei meine Pflicht, ihr zu helfen. Was sollte ich tun? Ich konnte es nicht, ich konnte sie aber auch nicht weiter leiden sehen. Mutters Bitte hatte mich nicht nur hin- und hergerissen, Mutters Bitte hatte mich zerrissen. Letztlich war ich zu schwach und zu feige gewesen, ihr diesen Wunsch zu erfüllen.

Wiesloch, Herbst 1960

»Kinder, jemand muss den Müll hinausbringen, das Dienstmädchen hat heute frei.«

Mutters Stimme kam aus dem Wohnzimmer, wo sie meistens am Nachmittag zwischen vier und sechs Uhr in ihrem Sessel saß – ein Buch in der rechten Hand, in der Linken zwischen ihren Fingern eine Zigarette der Marke »Ernte 23«. Aus dem alten Holzradio, das die Form eines Nierentisches hatte, erklang dazu meist leise klassische Musik. Heute waren es die Chopin-Walzer. Je nach Laune war Mutter die Seele des Hauses oder die sehnsuchtsvoll Abwesende. Einmal in der Woche ging Mutter zum Psychologen, alle vierzehn Tage zum Friseur. Eigentlich weiß ich bis heute nicht, welche natürliche Farbe die Haare von Mutter hatten. Manchmal begleitete ich Mutter zum Friseur, und wenn ich danach mit ihr durch unsere kleine Stadt lief und dabei ihre Hand hielt, war ich nicht ohne Stolz auf die Blicke der anderen, die auf das ungewöhnlich gefärbte und auftoupierte Haar meiner Mutter starrten. Mutter und ich waren eben von einem anderen Stern.

»Den Haaren und der Seele immer wieder neue Farbe geben, das hält jung«, sagte Mutter gerne. Ihre Haarfarbe variierte von Monroe-Blond bis zu Jacqueline-Kennedy-Rot. Auch unser Haus in Wiesloch, dieser Ort im Nirgendwo, blieb nicht von Mutters Liebe zu extremen Farben verschont. Es bekam einen pinkfarbenen Anstrich. Über die gesamte Hauswand zur Straße hin ließ Mutter die Augustusburg, das Wahrzeichen ihrer Geburtsstadt Augustusburg, malen. Die überdimensionale Zeichnung erinnerte stilistisch ein wenig an die Postkarten von den Schlössern König Ludwigs. So mancher Einwohner unseres Städtchens Wiesloch, in dem ungefähr zehntausend Menschen lebten, pilgerte anfangs etwas befremdet an dem Haus vorbei, so als betrachtete er im Museum ein unverständliches Kunstwerk. Später kam noch ein zwanzig Meter langer Pool zum Haus dazu, der wie eine Niere um den hinteren Teil gelegt wurde. Über den Pool wurde eine Brücke gebaut, die von der Terrasse in den Garten führte. Nun wirkte das Haus tatsächlich wie der Vorbote eines Popkunstwerks.

Auch in ihren Essgewohnheiten war Mutter Vorreiterin. Eingekauft wurde nur im Reformhaus und überall dort, wo die Nahrungsmittelindustrie der sechziger Jahre gesunde Lebensmittel anzubieten hatte. Mutter war also ständig unterwegs auf der Suche nach ausgefallenen Farben, dem körnigsten Schwarzbrot, der neuesten Mode und nach ihrem Selbst. Um Letzteres zu finden, suchte sie den Psychoanalytiker und Therapeuten Alexander Mitscherlich auf, Direktor der Psychosomatischen Klinik an der Universität in Heidelberg, damals der Guru schlechthin.

Einmal fragte ich Mutter ganz neugierig, was denn ein Therapeut sei. Sie erwiderte, ein Therapeut sei ein Mensch, der gelernt habe, die Seele eines anderen Menschen zu massieren, damit sie sich entspanne und sich alte, unangenehme Erlebnisse langsam von ihr lösten. Ich war erstaunt über Mutters Antwort und stellte gleich die Frage hinterher, wo denn die Seele im Menschen liege, die der Therapeut massiere? Die fände man in der Nähe des Herzens, antwortete Mutter. Dann müsse der Therapeut ihren Busen berühren und massieren, denn das Herz mit der Seele läge ja dahinter. So sei das, antwortete Mutter und lachte. Ich hatte noch nie Mutters Busen gesehen und war etwas verstört, aber gleichzeitig auch fasziniert vom Berufsbild eines Therapeuten, der so nahe an die geheimnisvollen Dinge des Lebens kommen konnte. Ich hätte ihn gerne gefragt, ob Mutters Seele sehr verspannt war.

Einmal, als Mutter aus ihrer Therapiestunde kam und danach auch noch den Friseur aufgesucht hatte und ihre Haare hellblond leuchteten, flüsterte sie mir und meiner Schwester Manuela ins Ohr: »Ach, meine Kinder, Therapeut hin, Seelenmassage her, ich glaube, es gibt da doch nicht so viel zu finden. Beim Friseur war es heute viel lustiger.«

Mutter schwärmt

»Hast du den Müll nun hinausgebracht«, fragte Mutter, als ich leise das Wohnzimmer betrat.

»Ja«, antwortete ich, aber ich hatte das Gefühl, sie hörte mir gar nicht zu. Mutter verehrte die Literatur, und manchmal, an den langen Nachmittagen der Stille im Wohnzimmer unseres Hauses, las sie mir aus klassischen Werken vor. In ihrer Hand wechselte häufig Thomas Manns *Buddenbrooks* mit Stefan Zweigs Roman *Die Welt von gestern*. »Wie viel Weltsehnen weht aus der Literatur immer wieder zu uns herüber«, pflegte sie gerne zu sagen und fügte hinzu, dass die deutsche Sprache über einen so großen Reichtum an Ausdruckskraft verfüge. Mutter verabscheute den sächsischen Dialekt ihrer Heimat und sagte meiner Schwester und mir immer wieder, wie froh sie auch aus diesem Grund sei, ihre Heimat Sachsen verlassen zu haben. Der Dialekt, von dem sie in ihrer neuen Heimat begrüßt wurde, das Badische, brachte sie allerdings genauso zur Verzweiflung. Mutter achtete in aller Strenge darauf, dass sich bei meiner Schwester und mir keine Dialektfärbung einschlich. »Der Klang gesprochener Sprache ist Musik.« Darum las Mutter uns Kindern im reinsten Hochdeutsch vor, als Training für ein gutes Sprachgefühl, wie sie gerne hinzufügte.

Thomas Mann war ein Dichter der Krankheiten. *Der Zauberberg* war immer auf Mutters Nachttisch zu finden. Zettel mit Notizen, die Mutter sich gemacht hatte, ragten aus den Seiten des Buches heraus. Auf einem stand zu lesen: »In den Sphären der Krankheit fühlte Thomas Mann sich rettungslos zu Hause (September 1919/aus seinem Tagebuch).« Was suchte Mutter in diesem Roman, der zwischen Poesie und exakter medizinischer Krankheitsbeschreibung pendelt? Fühlte sie die Krankheit auch als ihr Zuhause? Oder fühlte sie eine Krankheit, die sich in ihr ein Zuhause gemacht hatte?

Meinen ersten Namen, Gerald, verpasste mir mein Vater, meinen zweiten, Christian, habe ich Thomas Manns *Buddenbrooks* zu verdanken. Christian Buddenbrook war einer von Mutters Lieblingsfiguren. Wenn ein Junge, dann Gerald, rief mein Vater, denn der Name sei germanischer Herkunft und bedeute »der Speer, der ins Zentrum trifft«. Und ein männlicher Nachfolger, ausgestattet mit Vaters Genen, müsse unbedingt zur Jagd. Nach einem längeren Streit mit meiner Mutter landete Christian eben an zweiter Stelle. Den Namen für unseren Schäferhund Boogie hatte Mutter ganz allein entschieden. Mutter schwärmte leidenschaftlich für den Schauspieler Humphrey Bogart.

Unterschiedliche Planetensysteme

»Ich habe den Müll hinausgebracht«, sagte ich zu Mutter. »Das hast du gut gemacht, mein Junge«, antwortete sie.

Nach meiner Geburt in einem Heidelberger Krankenhaus ging es direkt in den Brutkasten. Ich war ein schwächliches Geschöpf und konnte aufgrund eines Magenpförtnerkrampfs keine Nahrung bei mir behalten. Für alle um mich herum galt ich bereits als verloren. Dass ich wie ein Phönix aus der Asche wieder auftauchen sollte, verdankte ich einer Verwandten meines Vaters aus dem Osten und ihren dicken Brüsten.

Meine Mutter war keine Übermutter. Kinderlieder wie »Die Mutter ist eine Milch, eine schöne, eine warme« wurden bei uns nicht gesungen. Mutter konnte mir den beruhigenden Busen nicht geben, da gab es für mich als Letztgeborenen nichts mehr zu trinken. Meine Eltern waren 1950 aus dem Osten geflohen und hatten bei dem anstrengenden Neubeginn im Westen wenig Zeit für ihre Kinder: Ihr Ältester, mein Bruder Richard, war bereits 1942 zur Welt gekommen, meine Schwester Manuela wurde bald nach der Ankunft im Westen geboren und ich anderthalb Jahre später, 1953. Die neu gegründete Firma forderte meinen Eltern alle Energien ab. Mutter sagte auch ganz ehrlich, dass sie eigentlich mit Kleinkindern nie sehr viel habe anfangen können und dass Vater sie immer gegen ihren Willen geschwängert habe. Nach drei Geburten sei endgültig Schluss damit gewesen.

Mutter war von ihrem Wesen her Unternehmerin durch und durch. Gemeinsam mit meinem Vater baute sie eine Strumpffabrik auf, die von ihr perfekt gemanagt und geleitet wurde. Sie war eine begnadete Verkäuferin der Strumpfprodukte, die mein Vater mit seinen Maschinen produzierte. Vater war der Praktiker des Unternehmens, und der nahtlose Damenstrumpf, den er damals entwickelte, sollte sich als ein Verkaufshit herausstellen. Im Geschäftsleben ergänzten sich die beiden zu einem perfekten Team, in den anderen Lebensbereichen bewohnten sie vollkommen unterschiedliche Planetensysteme. Er hasste, was ihr wichtig war: Großzügigkeit, Gefühle, das Theater, die Literatur, die Künste, feine Restaurants, überhaupt alles, was mit einem gewissen Lebensstil zu tun hatte.

Mehrere Wochen nach meiner Geburt bekam Mutter einen ersten Schlaganfall und mein Vater traf die Angst, dass damit die Existenz der Firma und unserer Familie auf dem Spiel stände. Vater, sonst als aufgeblähter Hahn bekannt, fühlte sich ohne seine Frau hilflos.

Was nur war mit Mutter geschehen? Sie war gerade erst dreißig Jahre alt geworden. Hatte sie sich mit der Flucht, mit dem Neuaufbau und ihrer dreifachen Mutterschaft überfordert? Hatte ihr meine Geburt zu viel Kraft geraubt? Vater sprach später von einer Zeit der Verzweiflung, die er damals durchstanden habe. Mein Überleben war noch nicht gesichert, seine Frau lag mit einem Schlaganfall im Krankenhaus, und die Firma geriet ins Trudeln. Wie durch ein Wunder erholte sich Mutter dann doch recht schnell. Das Einzige, was der Schlaganfall bei ihr zurückließ, war eine Gleichgewichtsstörung, die sich in einer Unsicherheit beim Laufen bemerkbar machte. Seit dieser Zeit unternahm Mutter Spaziergänge nie mehr allein.

So kam es, dass ich, kaum im Westen geworfen, gleich in den Osten verfrachtet wurde, an die dicken Brüste von Maria. Meine Eltern nannten sie Tante Maria, obwohl sie nur eine entfernte Verwandte aus der Familie meines Vaters war. Es dauerte ein halbes Jahr lang, bis mein Körper Essen bei sich behalten konnte. Tante Maria fütterte mich Löffelchen für Löffelchen. Meist erbrach ich mich nach der Nahrungseinnahme wieder. Doch Maria päppelte mich geduldig weiter. Vierundzwanzig Stunden wachte sie über mich, Tag für Tag, ein halbes Jahr lang. Einzig ihrer Geduld und Fürsorge habe ich mein Überleben zu verdanken. Dazu gab es jede Menge Körperwärme, geballt zwischen ihren überdimensionalen Brüsten. Zwischen diesen verbrachte ich wohl die meiste Zeit meines Aufenthaltes in dem kleinen Dorf Gelenau im Erzgebirge.

Als Mutter wieder einigermaßen von ihrem Schlaganfall geheilt war, sehnte sie sich nach ihrem Söhnchen, sodass Vater noch einmal eine Fahrt zurück in den Osten antrat, um mich wieder in die Familie zurückzuholen. 1954 war eine solche Reise nicht mehr ganz ungefährlich, da die Grenze nach Westdeutschland bereits geschlossen war. Wesentlich leichter war damals die Flucht in den Westen über Berlin.

Das Zittern meines Vaters

Meine Eltern waren 1950 mit meinem Bruder Richard aus ihrer Heimat Augustusburg in Sachsen mit dem Auto geflüchtet. Zuerst ging die aufregende Fahrt bis Potsdam. Dort trennten sie sich. Mutter fuhr mit meinem Bruder Richard in der S-Bahn nach West-Berlin. Vater fuhr allein weiter über die Interzonengrenze, ebenfalls in Richtung West-Berlin. Im

Innern der Reifen waren Schmuck, Silberbesteck und andere familiäre Wertgegenstände versteckt. Alles andere hatten sie in ihrer Heimat zurückgelassen. Vater erzählte mir später, wie sein gesamter Körper zu zittern begann, als er auf die Grenze zufuhr. Dieses Zittern sei ihm geblieben und würde immer automatisch seinen Körper anfallen, wenn er sich irgendeiner Grenze näherte, um sie zu passieren. Vater hatte großes Glück und konnte die Grenze damals unkontrolliert passieren. Auch meine Mutter und mein Bruder erreichten West-Berlin unbeschadet. Meine erschöpften Eltern wurden gemeinsam mit meinem Bruder liebevoll bei dem Wissenschaftlerehepaar Walter Kahn aufgenommen, die eine große Wohnung am Ku'damm hatten. Dort wurden die Ost- durch Westnummernschilder ersetzt. Die Familie Kahn war seit vielen Jahren mit der Familie meiner Mutter befreundet, und so hatten sie diesen Austausch für meine Eltern vorbereitet. Nach drei Tagen setzte meine Familie ihre Reise fort, in Richtung Süddeutschland, wo mein Vater in dem kleinen Ort Rauenberg eine alte, fast zerfallene Zigarrenfabrik mietete, die er kurz darauf auch erwarb. Hier begannen die Eltern ihren Neustart im Westen.

Als Vater 1954 mich bei Tante Maria in Gelenau abholte, füllte er die Reifen wieder mit ein paar Wertsachen, die meine Eltern bei den zurückgebliebenen Ost-Verwandten gelagert hatten. Beim Erreichen der Interzonengrenze begann Vaters Körper zu zittern. Ein Grenzbeamter hielt uns an und sprach von einer strengen Kontrolle, die er gemeinsam mit seinem Kollegen durchführen wolle. Vaters Nerven lagen blank. Der Beamte forderte meinen Vater befehlsartig auf, sofort aus dem Wagen zu steigen. Noch bevor mein Vater diesem Befehl folgen konnte, wurde der Grenzbeamte durch irgendetwas abgelenkt und schaute in eine andere Richtung. Diesen

Moment nutzte mein Vater und zwickte mich so derb in meinen kleinen Kinderpo, dass ich aus vollem Hals anfing zu schreien. Mein Vater schaute mich an und hielt sich dabei seine Nase zu. Der Grenzbeamte war sichtlich ergriffen und gleichzeitig genervt von meinem Gebrüll und gab meinem Vater zu verstehen, unverzüglich weiterzufahren. Und er fügte noch hinzu, dass es in zwei Kilometern einen Parkplatz gebe, wo man Windeln wechseln könne. Vater fielen in diesem Augenblick wohl Tonnen von Steinen vom Herzen.

Dann möchte ich auf der Stelle heiraten, Mama

Nachdem ich den Müll hinausgebracht hatte, ging ich zu Mutter ins Wohnzimmer, wo sie immer noch mit ihrem Buch saß und sich gerade eine neue Zigarette anzündete. »Mutter«, sie schaute von ihrem Buch auf, »warum habe ich immer dieses schmerzhafte Brennen in meinen Fingerkuppen und in meinen Zehen?«

»Kind, wie oft willst du mich das noch fragen? Ich habe dir schon mehrere Male gesagt, dass das in der Familie liegt. Dein Großvater hatte diese Schmerzen, auch dein Urgroßvater und meine Mutter. Ganz viele aus meiner Familie mussten damit leben. Aber ich kann dich trösten. Wenn du etwas älter wirst, geht das Brennen von ganz allein weg. Bei uns in der Familie sagte man immer: Die Schmerzen sind jederzeit durch Heirat heilbar. Und durch sehr viel Bewegung in frischer Luft.« Mutter betonte nochmals, dass in dem Moment, wo man heiratete und Kinder bekäme, der Spuk für immer vorbei sei!

»Dann möchte ich auf der Stelle heiraten, Mama. In meiner Schulklasse gibt es ein paar Mädchen, die …«. Mutter unterbrach mich. »Mit deinen neun Jahren bist du doch noch viel zu jung, um zu heiraten, mein Junge!«

»Das ist doch egal, Mutter. Wenn dadurch auf der Stelle die schrecklichen Schmerzen aufhören …«

Mit einem tröstlichen Blick und einem sanften Streicheln meiner Wangen kehrte Mutter wieder zu ihrer Lektüre zurück. Und ich wollte umgehend bei Baha, dem schönsten Mädchen in meiner Klasse nachfragen, ob sie mich wohl heiraten würde.

Ich mochte es, wenn Mutter am Nachmittag im Wohnzimmer las. Ich mochte diese geborgene Ruhe, die sie in diesen Momenten ausstrahlte, den Duft ihrer Zigaretten. An jenen Nachmittagen hatte ich das Gefühl, Mutter gehörte mir ganz allein. Und dann gab es da etwas zwischen Mutter und mir, ein gegenseitiges, unausgesprochenes Ahnen von etwas Fremdem, Unbekanntem, von etwas, das in unseren Körpern wütete und uns beide zu zerstören drohte. Ich hatte so oft so furchtbare Schmerzen, und keiner wusste, warum, nur bei ihr fühlte ich mich in meinem Schmerz geborgen.

Einmal habe ich während einer Schulstunde angefangen, furchtbar zu weinen, und der Lehrer fragte mich, was denn mit mir los sei.

»Ich habe vergessen, wie meine Mutter aussieht«, schluchzte es aus mir heraus.

»Dann gehe nach Hause und schau dir deine Mutter an«, sagte der Lehrer, was ich dann auch tat. Ich klingelte, und Mutter war tatsächlich zu Hause und nicht wie meist in der Firma.

»Was ist denn los«, fragte Mutter erstaunt, »ist der Unterricht schon zu Ende?«

»Nein, ich habe nur vergessen, wie du aussiehst, Mutter, und da hat mir der Lehrer erlaubt, kurz nach Hause zu gehen, um nachzuschauen.«

Mutter nahm mich in ihre Arme und drückte mich fest an ihren Körper. Als wir uns wieder voneinander lösten, eilte ich sofort beglückt und voller Zufriedenheit in die Schule zurück.

Ich wollte von Mutter geliebt werden! Ich musste von ihr geliebt werden! Angesichts meiner schrecklichen Schmerz- und Fieberanfälle, die mich alle paar Wochen heimsuchten, hatte ich da nicht das Recht auf eine immer verfügbare, tröstende und liebende Mama?

In den Momenten, wo ich mich einigermaßen gesund fühlte, tat ich alles dafür, Mutters Liebe zu gewinnen. Zum Beispiel an den Sonntagen, wenn alle noch schliefen, da stand ich gegen sechs Uhr am Morgen auf und bereitete für die ganze Familie das Frühstück vor. Ich war dabei so leise, dass keiner mich hörte, denn ich wollte nicht, dass mir irgendjemand half. Ich wollte das erhoffte Lob von Mutter ganz allein bekommen.

Meistens saßen gegen neun Uhr alle, die der Familie Uhlig angehörten, am Tisch: Vater, meine Schwester Manuela, das Kindermädchen, Mutter und mein Bruder Richard, der wie immer völlig übermüdet und halb schlafend dahockte, nachdem er mit seinen Freunden die ganze Nacht hindurch im Wieslocher Club Twist und Rock'n'Roll getanzt hatte. Vater war meist sauer auf ihn, weil er immer so spät nach Hause kam; aber vielleicht war er auch nur neidisch auf Richards Jugend und darauf, dass er mit Mädchen ausgehen konnte. Alle hatten sich daran gewöhnt, dass ich jeden Sonntag das Frühstück machte, und nahmen es als eine nicht weiter erwähnenswerte Tatsache hin, während Mutter jedes Mal ein Lob an mich richtete.

Auch an diesem Morgen war ich wieder sehr aufgeregt: Was wird Mutter vor versammelter Familie wohl heute über meinen so kunstvoll arrangierten Frühstückstisch sagen? Ich wartete. Ich schaute aufgeregt in die Runde. Warum sagte Mutter denn gar nichts? War ich ihr gleichgültig geworden? Würde ich meine Schmerzen in Zukunft ohne ihren Trost ertragen müssen? Wenn sie im nächsten Moment nichts sagte, würde ich bestimmt auf der Stelle sterben. Das hätte wenigstens ein Gutes: Nie wieder müsste ich das unerträgliche Brennen in meinen Händen und Füßen erleiden, nie wieder diese elenden Bauchschmerzen und Darmkrämpfe aushalten – Krämpfe, die so schmerzten, als würden sich die Kontinente dieser Welt in meinem Innern wieder zusammenziehen. Nie wieder müsste ich die Angst haben, dass diese furchtbaren Schmerzzustände nicht mehr aufhörten. Doch wie eine Sinfonie aus Liebe fielen Mutters Worte plötzlich in meine verzweifelten Gedanken ein.

»Hat der Gerald nicht wunderbar für uns gezaubert? Hat er nicht den Frühstückstisch in ein wunderschönes Kunstwerk verwandelt? Findest du nicht Arthur, dass ihm der Fisch, den er aus der Butter gestaltet hat, besonders gut gelungen ist?«

Vater nickte ein wenig bejahend mit dem Kopf und murmelte vor sich hin:

»Letztlich landet die Butter doch auf dem Brötchen!«

»Du hast ja keine Ahnung davon«, raunzte Mutter meinen Vater an. Und dann wendete sie sich wieder ganz mir zu:

»Dein Frühstückstisch wird von Sonntag zu Sonntag immer schöner. Du bist eben mein Künstler.«

Im gleichen Atemzug bekam meine Schwester Manuela zu hören, dass sie das genaue Gegenteil sei, ein schlampiges Teufelchen. Sie sei liederlich, und deshalb habe Mutter dem Dienstmädchen die Anweisung gegeben, ihr nicht mehr die Sachen nachzuräumen. In Zukunft solle sie das alles schön selbst machen.

In solchen Momenten tat mir Manuela furchtbar leid. Ich wollte doch nichts anderes als Mutters Liebe, aber nicht, dass wir Geschwister uns dabei gegenseitig ausspielten. Mutter war die Einzige, die mir noch glaubte, dass ich diese Schmerzen hatte, sie kannte den Schrecken aus ihrer eigenen Familie, sie kannte ihn von ihrem eigenen Körper. Nur sie wusste, dass ich nicht verrückt war und kein Simulant. Denn wer gilt schon gerne als Simulant? Mutter musste mich vor denjenigen, die diese Qualen nicht kannten, beschützen. Meine Lehrer glaubten immer, dass ich ihnen Krankheiten vorspielte, um nicht in die Schule gehen zu müssen. Die vielen Ärzte, die meine Eltern aufsuchten, meinten: »Der Junge hat nichts!«, und sprachen ständig von einem psychischen Defekt.

Auch Manuela war manchmal meiner immer wiederkehrenden Anfälle müde. Sie war es auch leid, dass Mutter sie ständig zu meiner Krankenschwester machte. Manuela fiel es schwer, mich in meinen Zuständen zu verstehen. Und ich verstand nicht, warum gerade ich und niemand anderes in der Familie, in meiner Klasse, in meiner Schule, in meiner kleinen Stadt von diesen schmerzhaften Anfällen heimgesucht wurde. Das Schlimmste war, dass ich nie wusste, wann sie vorbei waren und ob sie nicht am nächsten Tag oder bereits in der nächsten Stunde zurückkehrten. Diese ständige Ungewissheit machte mich schier wahnsinnig! Wenn die Schmerzattacken ganz schlimm wurden, schrie ich in die Nacht hinein: »Was habe ich denn falsch gemacht, Mutter, warum hast du mich in diese Hölle geboren?«

Für viele Menschen bedeutet Krankheit Aufmerksamkeit. Aber ich brauchte diese Art von Aufmerksamkeit nicht. Ich wollte nur eines: raus aus diesem irdischen Fegefeuer und endlich schmerzfrei sein. Wem konnte ich meine Wahrheit nur vermitteln, dass sich endlich jemand auf den Weg machte, um mir zu helfen?

Zu meinem Vater ging ich nie mehr, um ihn zu fragen, wann denn diese gespenstigen Zustände in meinem Körper endlich vorbei seien, die all die anderen Kinder, die ich kannte, nicht hatten. Auf meine Fragen antwortete mir Vater immer das Gleiche:

»Du bist eben zu dünn und zu schwach. Du gleichst eher einer gut genährten Röntgenaufnahme als einem zukünftigen Mann. Wärest du ein starker Krieger mit Muskeln und aufblühender Manneskraft, dann würdest du keine Schmerzen spüren. Ein Krieger fühlt nie Schmerzen, mein Sohn, ganz gleich, wohin das Leben ihn führt. Leider hat mir das Schicksal mit dir keinen stämmigen Nachfolger geschenkt.«

Einige von Vaters Sätzen kannte ich bereits aus den Schwarz-Weiß-Western mit John Wayne in der Hauptrolle. Die sah Vater besonders gerne. Nein, mein Vater war für meine Fragen ungeeignet. Ich tröstete mich immer mit dem Gedanken an die dünnen und geschmeidigen Getreidehalme auf den Feldern, die sich viel besser an Stürme anpassen und diese auch unbeschadet überstehen können. Mich würde meine Dünnheit und Zerbrechlichkeit noch zu manchen Orten und Plätzen führen, zu denen der starke Krieger niemals Zugang findet. Auch wir Schwachen haben in manchen Situationen unsere Stärken.

Baha, der Frühling

Noch lange dachte ich immer wieder darüber nach, wie ich denn nur so schnell wie möglich meine Mitschülerin Baha heiraten könnte. Ihre Mutter war gebürtige Deutsche, ihr Vater ein Inder aus Bombay. Für mich war Baha eine Schönheit. Ihre zarten, schlanken Glieder faszinierten mich, und wenn sie an manchen Tagen ihr pechschwarzes, gelocktes Haar in wunderschön gewundenen Zöpfen geflochten hatte, konnte ich meinen Blick gar nicht mehr von ihr abwenden. Baha saß in der zweitletzten Reihe. Ich saß direkt hinter ihr. Manchmal schrieb sie Sätze auf Zettelchen, die sie mir zukommen ließ. Einmal war darauf zu lesen gewesen, dass sie des Öfteren Katzengedanken habe, die auf Mäusegedanken Jagd machten, und dass sie noch nicht herausgefunden habe, ob die Mäusegedanken die Katzengedanken fräßen oder umgekehrt. Nachdem ich den Zettel gelesen hatte, lächelten wir uns andächtig an. Niemand in meiner Klasse konnte so etwas Tolles schreiben. Ich glaubte, Baha wusste viele Dinge, die mir noch fremd waren, und ich war mir sicher, dass Baha mich mochte.

»Baha, kannst du mir verraten, warum wir auf der Welt sind?«

»Damit wir Fotos machen können«, antwortete sie.

»Ich verstehe«, sagte ich nach einer Weile, obwohl ich ihre Antwort noch nicht ganz begriffen hatte. Aber es war sicher etwas Kluges. Baha sagte immer kluge Sachen. Und da Baha sehr gut in der Schule war und ich sehr schlecht, sagte ich zu ihr, dass ich in der Schule tiefbegabt sei, dafür aber im Leben hochbegabt.

Wie könnte ich nur meine Hochzeit mit Baha voranbringen, damit ich meine Schmerzen für immer verlöre? Ich würde einfach Bahas Mutter besuchen und ihr erzählen, dass ich ihre Tochter um alles in der Welt heiraten möchte. Ich würde ihr ein Dutzend feiner Damenstrümpfe aus der Fabrik meiner Eltern als Vorhochzeitsgeschenk mitbringen. Bahas Mutter würde strahlen, so wie alle strahlten und sich freuten, denen meine Eltern Damenstrümpfe mitbrachten: der Fleischer, der Bäcker, der Schuster und der Zahnarzt. Deren Waren und Leistungen bezahlten meine Eltern häufig mit Strümpfen. Sogar mein Englischlehrer wurde für meinen Privatunterricht mit Strümpfen bezahlt, ebenso wie mein Flöten- und Akkordeonlehrer. Die Lehrer konnten es kaum erwarten, bis ich die heiße Ware zur nächsten Unterrichtsstunde mitbrachte. Einen ganzen Karton voll von Strümpfen würde ich zu Bahas Mutter mitnehmen, und sie würde unserer Heirat gewiss zustimmen. Und danach wäre ich meine Pein für immer los. Nie wieder Schmerzen!

Vor Kurzem erzählte mir Baha, dass ihr Name ins Deutsche übersetzt »Frühling« hieße.

Ich verbrenne bei lebendigem Leib

In meiner Kindheit fieberte ständig die Gegenwart, in meinem Körper ging es in etwa so zu wie in meiner Familie: Angenehme, wohltuende Wärme konnte im nächsten Augenblick in eine Eiseskälte umschlagen und von dort ohne Unterlass in ein Verglühen. Immer wenn ich Fieber bekam, und das geschah mindestens einmal im Monat, begann die Hölle durch meinen Körper zu reisen, und ich hatte das Gefühl, bei lebendigem Leib zu verbrennen. Es wird erst aufhören, wenn die Hölle gefriert, dachte ich in meiner Verzweiflung, und sollte ich das alles überstehen, dann werde ich eines Tages in meinem Leben die Kraft haben, Wasserfälle hinaufzuklettern. In diesen Schmerzzeiten gab es nicht mehr die geringste Freude auf die kleinsten Schätze, die man mit seiner kindlichen Phantasie sonst barg. Alles in mir und um mich herum wurde zu einem zerstörerischen Feuer, und es gab für mich nur noch einen Gedanken: Du darfst deine Kraft nicht verlieren, du musst diese Schmerzen überleben.

Meist begann meine Körpertragödie am frühen Abend. Dann fing das Fieber an zu steigen. Wenn meine Mutter zu Hause und nicht gerade mit dem Management der Firma beschäftigt war, machte sie mir kalte Umschläge um meine Arme und Waden. Das Kindermädchen schnitt rohe Kartoffeln in Scheiben, die wurden in Tücher eingelegt und über meinen glühend heißen Körper ausgebreitet. Dazu gab es mitleidende Blicke und alle zwei Stunden ein Fieberzäpfchen. Manchmal halfen die Wadenwickel ein wenig, aber die Schmerzen hielten sich doch nur für kurze Zeit zurück.

Weinend fragte ich Mutter oftmals, ob sie nicht zaubern und mich noch einmal ohne diese Schmerzen, ohne dieses Fieber auf die Welt bringen könne. »Mein Gott, ich habe doch keinen Sohn geboren, damit er sein ganzes Leben lang leiden muss«, flüsterte Mutter sich selbst zu.

Wenn das Fieber kam, wurde alles um mich herum Fieber: die Luft, die ich atmete, die Vögel draußen in unserem Garten, mein kleiner Zoo von Stofftieren, das ganze Haus und die Welt, auf der unser Haus stand. Manchmal stopfte ich mir ein Tuch in den Mund, weil ich meine eigenen Schreie nicht mehr hören konnte. Um mich abzulenken, schrieb ich Gedichtzeilen auf einen Notizblock: Zeilen, die mir Mutter einmal vorgelesen hatte und die sich in meinen Kopf eingebrannt hatten.

»Ich weine Tag und Nacht; ich sitz' in tausend Schmerzen; und tausend Schmerzen fürcht' ich noch.«

Beim Schreiben zitterte meine Hand wie die eines alten gebrochenen Menschen. Manchmal zerbrach ich den Bleistift, wenn die Bauch- und Magenkrämpfe dazukamen, und die kamen unangemeldet in einer solchen Wucht, als würden alle meine Schulkameraden auf meinem Bauch Trampolin springen. Die größte Angst aber machte mir die Aussichtslosigkeit, dass sich je etwas an meinem Zustand ändern könnte. Mein Schwesterchen Manuela strich mir manches Mal über meine heiße Stirn und sagte: »Du Armer, Ärmster, schlaf es weg, schlaf es doch einfach weg.«

Aber wie sollte ich es wegschlafen, wenn mir selbst meine Träume keine Ruhe gaben. Oft wachte ich mitten in der Nacht schweißgebadet auf. In meinem Traum stand ich in Flammen. Um mich herum tanzte das Wasser. Das Wasser wollte nur tanzen, nicht aber die Flammen löschen, in denen ich verbrannte. Dann rannte das tanzende Wasser weg, weit weg von mir und stürzte sich ins entfernte Meer. Da war keine Welle geblieben, die mich hätte kühlen können.

Was hatte ich Schlechtes getan, dass ich mit so viel Schmerz gestraft wurde? Ich wollte mich nur noch in Mutters Arme legen und weinen. Die Anfälle dauerten meist drei bis vier Tage. Dann zog sich das Fieber wieder zurück. Wenn die Attacken vorbei waren, fühlte ich mich für die nächsten Tage wie ein ausgebrannter Krater, den man nur noch mit Tränen füllen konnte. Später, wenn mein Körper dann tatsächlich ohne Schmerzen blieb, hatte ich das Gefühl, ein neues Leben beginnt.

Mutter brachte mir Geschenke: Farben, Malblöcke, Kunstbücher. Das sei die Belohnung dafür, dass ich wieder so tapfer gewesen sei und die Anfälle besiegt habe. »Du wirst immer von einer anderen Aura sein, denn alle großen Melodien sind traurig«, flüsterte Mutter mir zu, als ich ihre Geschenke auspackte. Erst viel später in meinem Leben würde ich verstehen, was sie mir damals hatte sagen wollen. Die Welt, die in Farben schreien will, die ich gestalten muss, ist längst in mir gewesen.

Unstillbare Sehnsucht

Stundenlang betrachtete ich die Kunstbücher, in denen Bilder von Gaugin, van Gogh, Picasso und anderen abgedruckt waren. Und ich entwickelte eine unstillbare Sehnsucht, ebenfalls ein Künstler zu werden, um Dinge zu schaffen, die mich berühmt machen würden. Ich musste etwas Besonderes, Originelles, Einzigartiges und Außergewöhnliches in meinem zukünftigen Leben leisten, damit die Demütigungen aufhörten und alle stolz auf mich sein würden. Dieser Ruhm müsste meine Waffe werden und mich unangreifbar machen. Die anderen müssten mich respektieren und annehmen wie ich bin, mit all meinen Krankheiten und körperlichen Andersartigkeiten. Kein Arzt dieser Welt würde mich mehr als einen neurotischen Simulanten bezeichnen, alle würden sie sich in einem Wettstreit um mich bemühen, und der Gewinner wäre stolz, neben mir stehen zu dürfen, hoch oben im Scheinwerferlicht, weil es ihm gelungen war, als Erster meine wirkliche Krankheitsursache herausgefunden zu haben.

»Hat Prometheus das Feuer in mich gelegt?«, fragte ich Mutter beim Zubettgehen.

»Wie kommst du denn darauf?«

»In einem der Bücher, die du mir geschenkt hast, steht, dass Prometheus den Menschen das Feuer brachte.«

»Ich kann es dir nicht sagen, mein Junge.«

»Wenn ich Prometheus male, verschont er mich dann mit seinem Feuer?«

Mutter verabschiedete sich von mir mit einem Kuss auf meine fieberfreie Stirn, wünschte mir eine gute Nacht und löschte das Licht. Und ich dachte weiter darüber nach, was Mutter mir über die Schmerzen gesagt hatte. Wieso sollten sie eigentlich durch eine Heirat weggehen? Vielleicht würden sie ja vom ständigen Streit der Eltern vertrieben. Ich kannte meine Eltern nicht anders, als dass sie miteinander stritten. In diesem Fall hätte ihr widerlicher Streit, den ich so sehr hasste, doch noch einen Sinn. Und wieso sollten die Schmerzen und Krämpfe verschwinden, wenn man Kinder bekommt? Packten die Krankheiten ihre Koffer und zogen bei den Kindern ein? War das auch bei meiner Geburt so gewesen, dass sich diese unangenehmen Zeitgenossen ungefragt bei mir einnisteten?

Die Gedanken drehten sich so, wie mein Hamster Max beim Laufen sein Käfigrad drehte und wie sich alles um sich selbst drehte, ein Gemisch aus Gas, Wasserstoff und Staub verstorbener Sterne im kosmischen Kreißsaal, so lange, bis es so stark zusammengepresst ist, dass es sich entzündet und ein neuer Stern entsteht, der zu glühen beginnt und sich dreht und glüht und plötzlich mit einer unglaublichen Geschwindigkeit in meine Hände fällt. Ich schreckte aus dem Bett hoch. Ich war eingeschlafen. Solche Träume waren immer die Nachwehen meiner Anfälle, und ich war erleichtert, dass nicht wirklich ein brennender Stern auf mich gestürzt war. Ein Glück. Ich war noch einmal davongekommen. Kein neuer Anfall, nur ein Traum. Ich hörte das Geräusch aus dem Käfig von Max, der immer noch in seinem Rad lief und dabei immer schneller wurde.

Hätte mir in dieser Nacht jemand gesagt, dass eines Tages in meinem späteren Leben die weiblichen chinesischen Verwandten von Max mein Leben retten würden, dann hätte ich diesen Jemand für verrückt erklärt.

Waren die Fieberschübe vorbei, kamen die Zeiten, in denen ich mich wie ein ganz normales, gesundes Kind fühlte. Meine Schwester Manuela und ich probten in diesen glücklichen Zeiten kleine Theateraufführungen, die wir beim Besuch von Geschäftsfreunden meiner Eltern zum Besten gaben. Manuela tanzte dabei einen Mix aus Ballettschritten, Twist, Rock'n' Roll, Walzer und Foxtrott, und ich rezitierte dazu Texte, die ich von überall her aufgeschnappt oder aus den Zeitungen und Büchern meiner Mutter zusammengesammelt hatte. Wenn es uns beiden nach einiger Improvisationszeit gelungen war, den Tanz- und Sprachrhythmus anzugleichen, gab es von den Zuschauern stets heftigen Applaus, den ich genoss wie einen köstlichen warmen tropischen Regen, der auf uns niederprasselte. Dies waren die Königsmomente in meiner Kindheit. Sie wurden nur gleich wieder relativiert, wenn die Gäste nach unseren Aufführungen manchmal meinen Eltern zuflüsterten, was denn mit mir los sei, ich sähe krank aus und für mein Alter und meine Größe sei ich viel zu dünn. »Leidet euer Sohn vielleicht an Magersucht?« Dabei hatte ich zu Mittag gerade erst acht Pflaumenknödel verdrückt und fühlte mich in meiner Dünnheit sauwohl. Nie würde ich überflüssiges Gewicht durch die Welt schleppen müssen. Das wollte ich demnächst in das Getuschel der Gäste hineinschreien! Solange ich lebe, schwor ich mir damals, würde ich nicht aufhören, mir meine Glücksmomente zu schaffen. Ohne unsere kleinen Kunststückchen, die meine Schwester und ich erfanden und probten, um sie dann zur Aufführung zu bringen, wäre ich sicherlich zugrunde gegangen. Mal dramatisch, mal komisch, wir konnten in sie alles hineinpacken, was uns auf der Seele lag. Unser Theater war eines dieser Kindheitsparadiese, so wie die Natur mit ihren Feldern und unendlichen Wiesen unser Spielplatz war.

Im Wartezimmer

Jedes Mal, wenn ich im Wartezimmer sitze, um die neuen Nierenwerte zu erfahren, bewegt sich die Zeit nicht von der Stelle. An diesen Vormittagen ist das Wartezimmer für mich ein überfüllter Vorhof zum Tod. Angstgefühle unterschiedlichster Art jagen durch meinen Körper. Und die immer wieder gleichen Fragen geistern durch meinen Kopf: Ist das Kreatinin nach oben gegangen? Ist es konstant geblieben? Ist es vielleicht ein wenig zurückgegangen? Hat es sich drastisch verschlechtert? Wie lange arbeiten meine beiden Entgiftungsmaschinen noch? Und wenn meine Nierenwerte tatsächlich so schlecht geworden sind, was wird dann aus mir? Ein Leben an der Dialysemaschine? Für den Rest der Tage auf eine Entgiftungsmaschine angewiesen?

Wer einmal in der Dialysefalle steckt, hat schlechte Aussichten, je wieder lebend herauszukommen. Jedes Kind weiß mittlerweile, dass es in Deutschland zu wenig Spenderorgane gibt, dass viele Tausend Menschen auf Wartelisten stehen und, wie bei Wladimir und Estragon im Stück von Samuel Beckett, das ewige Warten auf die Erlösung vom Warten schmerzlich schwer und immer schwerer wird. Dialysepatienten müssen im Durchschnitt sechs bis acht Jahre auf ein Spenderorgan warten, und viele von ihnen sterben während ihrer Zeit auf dieser Warteliste.

Der Arzt ruft mich in sein Sprechzimmer. Ich zucke zusammen. Einen Gang in die Todeszelle stelle ich mir kaum schlimmer vor. Hoffentlich wartet im Sprechzimmer des Arztes eine Begnadigung auf mich. Zweimal im Monat vollziehe ich dieses Prozedere. Der Arzt fragt obligatorisch: »Wie geht es Ihnen? Wie fühlen Sie sich?« Meine Antwort darauf ist eine auch nicht gerade abwechslungsreichere Litanei von Fragen: »Warum gibt es keine medizinische Erklärung für das Versagen meiner Nieren? Was genau ist es, das sie zerstört? Ich habe keinen chronischen Bluthochdruck, höchstens einmal cholerische Ausbrüche, die ich von meinem Vater geerbt habe. Ich ernähre mich, seit ich auf der Welt bin, einigermaßen gesund: Fisch, Obst, Gemüse, Gemüse, Obst, Fisch. Ich habe keinen Diabetes. Bitte sagen Sie mir endlich, welcher Dämon es ist, der sich in meinen Körper eingeschlichen hat? Oder verkraften meine beiden Nieren mein bisheriges Leben einfach nicht?«

Er lächelt jetzt zum ersten Mal, seit ich in seinem Sprechzimmer bin, öffnet meine Krankenakte und sucht den blauen Zettel, auf dem die neuesten Blutwerte stehen.

»Ihr Kreatinin liegt heute bei 3,08. Der Wert ist also im Vergleich von vor vierzehn Tage etwas nach oben gegangen. Ein Sprung von 0,5. Kalium 5,3, Harnstoff 57.«

Der Arzt murmelt die Zahlen in sich hinein. Ich setze mit einer kräftigen Stimme dagegen:

»Wie viel Zeit bleibt mir noch? Wie lange werden meine Nieren noch arbeiten?«

Er holt seinen Taschenrechner aus der Schublade und fragt, wie viel ich im Moment wiege. Ich antworte: 58 Kilogramm. Ob ich immer so wenig gewogen hätte, fragt er. Ich bejahe. Er tippt die Zahl 58 ein. Er fragt, welche Körpergröße ich habe. Ich sage: einen Meter und fünfundachtzig Zentimeter. Er murmelt weiter vor sich hin, dass mein Kreatininwert bei dreipunktnullacht liege. Auch diese Zahl tippt er in seinen Rechner ein. Dann setzt er eine mir unbekannte Zahl in seinen Rechner dazu und teilt mir mit, dass beide Nieren zusammen noch etwa 23 Prozent Leistungskapazität haben. Da Nieren sehr zähe Organe seien, die selbst noch bei 15 Prozent den gesamten Körper entgiften könnten... Er unterbricht sich selbst, um mir mitzuteilen, dass er es einfach nicht genau sagen kann. Je nach Konstitution eines Körpers hätte man bei einer Leistungskapazität von 23 Prozent vielleicht noch zwei oder drei Jahre. Und er erzählt von den vielen anderen Faktoren, auf die es eben auch noch ankäme. Aber es könne eben alles auch sehr viel schneller gehen.

Wir verabschieden uns freundlich voneinander, und ich verabrede mit der Schwester im Vorzimmer den neuen Termin für die nächste Blutentnahme.

Ein Engel kommt

Mit heruntergezogenen Schultern gehe ich den langen Gang hindurch zum Ausgang des Krankenhauses, meine Lebensgefährtin eilt mir mit offenen Armen entgegen, um mich zu fragen, wie es denn heute mit den Werten aussehe. Mein Blick wie auch meine Körperhaltung beantworten ihre Frage. Zärtlich tröstend nimmt sie mich am Arm, und wir laufen gemeinsam hinaus in den herbstlichen Park des Krankenhauses und setzen uns auf eine Bank. »Vielleicht morgen, vielleicht in zwei Jahren«, murmele ich in mich hinein. »Du weißt, wenn es so weit ist, dann bekommst du meine Niere.«

Wenn Mara diesen Satz zu mir sagt, bin ich zum einen sehr erleichtert, ja, für kurze Zeit glücklich, und die Angst weicht von mir, aber gleichzeitig breitet sich auch eine Traurigkeit aus. Wenn nur etwas bei einer solch schwierigen Operation schieflaufen sollte und sie diese nicht überleben würde, ich würde mich mein Leben lang schuldig fühlen für ihren frühen Tod. Und ich hätte unserer gemeinsamen Tochter die Mutter genommen. Was aber, wenn wir beide die Operation überstünden, mein Körper jedoch ihre Niere nicht annehmen würde?

Mara unterbricht meine Gedanken und sagt mit leiser Stimme, dass wir doch nun endlich einen Termin bei der Professorin machen sollten, die für die Untersuchungen zuständig sei, bei der man herausfinden kann, ob unsere Werte übereinstimmen und ob diese Transplantation zwischen uns beiden überhaupt möglich ist. Vor längerer Zeit hatten wir bei unserem Hausarzt bereits eine Bestimmung unserer Blutgruppen vornehmen lassen, und diese Ergebnisse zeigten ein kleines grünes Licht. Seit ich bei diesem Arzt bin, war das die erste gute Botschaft, die ich mit aus seiner Praxis nehmen konnte. Nur, ob es zwischen Mara und mir tatsächlich zur Operation kommen kann, das müssen noch unzählige weitere Untersuchungen zeigen. Und vor diesen habe ich mich bis jetzt gedrückt. Was, wenn es nicht geht? Dann wäre meine letzte Hoffnung dahin.

»Ja, diese Untersuchungen sollten wir jetzt bald endlich machen«, antworte ich mit belegter Stimme und drücke Mara fest an mich. Ob ich noch ins Kaffeehaus will? Ich nicke und sage, dass ich dort einen Termin habe. Später soll ich Mara und unserer Tochter zum Flughafen bringen. Beide fliegen für ein paar Wochen in Maras Heimat, um die Familie zu besuchen. Wir gehen nachdenklich zum Parkplatz zurück, und jeder steigt in seinen Wagen. Aus dem geöffneten Fahrerfenster ruft mir Mara zu: »Kopf hoch, Geraldino! Va a salir todo bien! Wie die heilige Maria der guten Lüfte immer sagt: Es wird schon alles klappen!«

Zwei Stück Sachertorte

Während ich mit dem Wagen durch Berlin fahre, erinnere ich mich an Mara, wie ich sie das erste Mal in meinem Leben in meinem Café sah. »Wer ist diese hübsche Frau, die da an Tisch 26 sitzt«, fragte ich den Kellner und fuhr gleich weiter fort, dass sie bestimmt Spanierin oder aber auch Südamerikanerin sein könnte. Der Kellner, der in dem Tischrevier arbeitete, wo diese wunderschöne Frau saß, tippte auf Südamerika. Und er erzählte mir weiter, dass sie bei ihm zwei Stück Sachertorte bestellt habe, aber schon eine ganze Weile allein an ihrem Tisch sitze. Ihre äußere Erscheinung zog meinen Blick immer wieder zu ihr hin. Da ich aber recht schüchtern bin, gerade wenn es um Frauen geht, die mir gefallen, bat ich den Kellner, er möge doch anfragen, ob ich mich zu ihr setzen dürfe. Das organisierte er sehr charmant und gab mir dann das erhoffte Zeichen.

Sie begrüßte mich mit einer solchen Herzlichkeit, die man in unseren Breitengraden nicht alle Tage erleben kann, und bat mich auch gleich, an ihrem Tisch Platz zunehmen. Ihr Name sei Mara. Draußen vor dem Fenster sah man ein wenig Schnee auf die Straße fallen, und sie erzählte drauflos, dass sie fünf Jahre alt gewesen sei, als sie zum ersten Mal in ihrem Leben Schnee gesehen habe. Sie war mit ihren beiden etwas älteren Schwestern im Haus gewesen und keine der drei habe sich in den Garten getraut, denn dieses unbekannte Weiß, das sich auch auf dem Boden des Gartens ausbreitete und liegen blieb, dieses Weiß hätte ja ein böser Geist sein können. Heute liebe sie den Schnee. Sie erzählte weiter, dass Argentinien ihre Heimat sei, sie aber schon seit sechs Jahre in Berlin leben würde. Sie stamme aus Rosario, der drittgrößten Stadt Argentiniens, und sie fügte stolz hinzu, dass auch der Revolutionär Ernesto Guevara und der Philosoph, Ästhet und Trainer César Luis Menotti, der die Argentinier 1978 zur Fußballweltmeisterschaft geführt hatte, aus ihrer Heimatstadt kämen.

»Ich hoffe nicht, dass ich störe«, unterbrach ich sie.

»Wieso? Nein.«

»Vielleicht erwarten sie noch jemanden, hier steht ja noch ein Stück Sachertorte.«

»Nein, nein«, erwiderte sie. Das sei nur so ein kleines Ritual, zum Gedenken an ihren Großvater. Ich war ganz neugierig und fragte Mara, ob sie mir mehr davon verrate. Und so erzählte sie: Als sie sechs Jahre alt war, verstarb ihr Großvater. Ihre Familie war so arm, dass sie sich nie Schokolade leisten konnten. Aber am Todestag des geliebten Großvaters stand in der winzig kleinen Küche eine riesige Schokoladentorte. »So«, sagte die Mutter zu den Kindern, »ihr geht jetzt einzeln ins Zimmer, wo der Großvater aufgebahrt liegt, und verabschiedet euch von ihm. Danach gibt es für alle Schokoladenkuchen.« Mara sei dann als Erste in das Zimmer gegangen, wo der Großvater in seinem schönsten Anzug, weißem Hemd und mit einer Krawatte um den Hals, auf die lauter gelbe Bananen gestickt waren, aufgebahrt lag. »Lieber Großvater, du wirst mir so fehlen, aber ich danke dir auch von ganzem Herzen, dass du gestorben bist, denn heute gibt es zum ersten Mal in meinem Leben Schokoladenkuchen. Und das haben wir Kinder nur dir, geliebter Großvater, zu verdanken.« Mara küsste ihn zum endgültigen Abschied auf die Stirn, und in diesem Moment schien es ihr, als ob der Alte seine Augen öffnete, das rechte auf- und zuknipste, sie anlächelte, um dann seine beiden Augen für immer zu schließen. Und so würde sie immer, wenn sie Lust auf Schokoladenkuchen habe, wie zum Bespiel heute, zwei Stückchen bestellen, eines zu Ehren ihres Großvaters und das andere zu ihrem Genuss.

Jetzt müsse sie aber leider gehen, denn in einer Stunde würde ihre Arbeit beginnen. Bevor wir uns verabschiedeten, bat sie den Kellner, er möge ihr doch das übrig gebliebene Stückchen einpacken, die Zeit für das Erinnerungsritual sei jetzt vorbei, und sie würde das Stück ihrem Sohn mitbringen, der Schokoladenkuchen ebenfalls liebe. So könne sie mit einer Klappe zwei Fliegen schlagen, und das sei doch ein deutsches Sprichwort.

Ich weiß nicht genau, warum, aber ich wollte Mara wiedersehen. Dabei fiel mir ein nur wenig origineller Trick ein. Ich fragte sie, ob sie Lust hätte, mir Spanischunterricht zu geben, da wir sehr viele spanischsprechende Gäste hätten. Sie schrieb mir ihre Telefonnummer auf ein Zettelchen und zeichnete dazu noch ein Buch, das auf zwei laufenden Beinchen in ein Kaffeehaus ging.

Beim Einparken muss ich noch ein wenig über meine erste Begegnung mit Mara lächeln. Aber als ich das Kaffeehaus betrete, überfällt mich wieder diese Traurigkeit.

Ein Stück Land in Ägypten

Hamdy, der Barkeeper, ist der Erste, den ich erblicke. Er ist Ägypter und schon von Anfang an dabei. Er hat sich zum Meister in der Kaffeezubereitung entwickelt und kreiert auf dem Milchschaum jeder Tasse Melange Blumen, Herzen oder abstrakte Figuren. Jetzt hat auch er mich entdeckt, und er liest sofort in meinen Augen, wie es um meine Nieren steht. »Chef, als sie das letzte Mal aus dem Krankenhaus kamen, waren sie so glücklich. Sie sind sogar mit einem Luftsprung in ihr Kaffeehaus gekommen.« Ich unterbreche ihn bei dem Versuch, mich ein wenig aufzumuntern: »Beim letzten Mal waren die Werte auch ein wenig zurückgegangen, und ich konnte hoffen, dass sich die Natur meinen Körper doch nur für einen Spuk ausgesucht hat.« »Sie brauchen eine neue Niere, Chef, wir müssen eine neue Niere für Sie finden. Mein Cousin in Ägypten war erst einundzwanzig Jahre alt, als er eine Niere brauchte. Sein Vater besaß nichts als ein Stück Land. Aber sein Vater hat dieses Land, das keine Wüste war, aus Liebe zu seinem Sohn verkauft, und für das Geld hat er ihm eine Niere gekauft. Ich werde versuchen, etwas für Sie in meinem Land zu organisieren. In Kairo gibt es sogar ein deutsches Krankenhaus, mit sehr guten deutschen Ärzten.« »Danke, aber wenn das alles nur so einfach wäre, mein lieber Hamdy, dann …«

Der Kellner Luis kommt auf mich zu und teilt mir mit, dass an Tisch 17 ein Herr auf mich warten würde, mit dem ich verabredet sei. Ich bedanke mich bei Luis, und in meiner merkwürdigen Verfassung sprudelt aus mir heraus, dass das Leben nichts als eine Reihe von Zufällen sei, die wir Menschen irrtümlicherweise für den Ausdruck eines höheren Willens hielten und dass der Schöpfer des Menschen ein absoluter

Stümper gewesen sein müsse, denn seine Körpermaschinen seien ständig defekt. Luis, der vorher in einem Fünf-Sterne-Hotel als Abendkellner gearbeitet hat, schaut mich etwas besorgt und verwundert an, so, als ob er mich fragen wolle, ob er im Moment etwas Gutes für mich tun könne. Ich klopfe ihm auf die Schulter und signalisiere, dass bei mir alles in Ordnung sei und er sich um mich keine weiteren Sorgen machen müsse. Während ich auf Tisch 17 zugehe, denke ich, dass es ein Glück für mich ist, dass dieser Termin auf mich wartet, und dass er mich hoffentlich von weiteren nihilistischen Gedankenanfällen abhält, für die ich an Tagen wie heute anfällig bin.

Ein Termin mit zehn Millionen

»Wie man mir sagte, sind Sie der Besitzer dieses Kaffeehauses?« Der Mann, der mich vor ungefähr einer Woche angerufen hatte, weil er mich unbedingt treffen wollte, und der mir noch nie vorher in meinem Leben begegnet ist, spricht gebrochenes Deutsch mit spanisch-amerikanischem Akzent. Seine äußere Erscheinung wirkt so, als sei er in einer Versace-Anzeige zur Welt gekommen, und seine Hautfarbe gleicht der eines Segeljachtbesitzers. »Richtig«, antworte ich, »ich habe dieses Kaffeehaus vor ein paar Jahren erfunden.« »Es liegt wirklich in einer der besten Lagen und hat die besten Gäste, mein Kompliment.« »Ja, die Lage ist sehr gut. Was kann ich für Sie tun?«, frage ich. »Ich möchte Ihr Kaffeehaus kaufen«, erwidert er. »Aha«, antworte ich. Das sei nichts Ungewöhnliches, erkläre ich ihm dann. Ständig kämen Leute, die mir Kaufangebote unterbreiten würden. Ob dieser Herr wohl über meinen Gesundheitszustand Bescheid weiß und noch kurz vor meinem Abgang ein Schnäppchen machen will?

Er unterbricht meine Gedanken. »Wenn ich Ihnen ein wenig von mir erzählen darf, werden Sie sehen, dass ich kein gewöhnlicher Einkäufer bin. Ich komme gerade aus Miami, wo meine 80-Zimmer-Villa steht und ich vor zwei Tagen geheiratet habe. Meine Frau ist zwanzig Jahre alt, dementsprechend schön und energiegeladen. Wir haben beschlossen, in einer ruhigen Stadt zu leben. Einer Stadt wie Berlin, wo geordnete Verhältnisse herrschen, nicht ständig Unwetter aufziehen und keine Erdbeben ganze Stadtteile verschlingen. Und diese herrliche Natur rund um Berlin. Meine Frau braucht allerdings eine kleine Lebensaufgabe, damit sie mir nicht so schnell auf die Nerven geht. Sie ist vernarrt in Ihr Kaffeehaus. Ich will es ihr schenken. Sie wissen ja, die Liebe braucht immer ein Zeichen.«

Er ruft den Kellner und bestellt für sich einen Espresso.

»Was darf ich Ihnen bestellen?«

»Wasser, einfach ein stilles Wasser«, antworte ich.

Dieser Mann macht mich zumindest neugierig, und für den heutigen Tag scheint es besser, ihm zuzuhören, als ständig an meinen sich verschlechternden Gesundheitszustand zu denken. »Wissen Sie«, setzt er seine Ausführungen fort, »ich gehöre nicht zu den Menschen, die lange herumreden. Sie verstehen! Warum soll man in seinem Leben Gesetzen folgen, die von Oberlehrern, Opportunisten und Angsthasen verabschiedet werden, wenn man sich in seinem Leben die Möglichkeiten geschaffen hat, seine eigenen Gesetze zu machen. Ich habe bereits als kleiner Junge Grabsteine geklaut, sie abgeschliffen und weiterverkauft, und keinem ist es je gelungen, mich einzusperren. Die meisten Menschen werden in ihren jungen Jahren in Kleiderschränke gesperrt, und denen das passiert, die denken noch im Alter, sie seien nichts weiter in ihrem Leben gewesen, als ein Anzug auf einem Kleiderbügel. Aus diesen Schränken kommen oft schwer gestörte, lebensunfähige Kreaturen. Ich war nie auf einer Universität. Die Ausbildung für meinen Erfolg habe ich auf der Straße bekommen. Da habe ich gelernt: Wenn du einen Rivalen aus dem Weg schaffen willst, musst du zuerst seine Leber fressen.«

Er nimmt einen schnellen Schluck aus seiner Espressotasse. Seitdem der Mann das Wort »Leber« ausgesprochen hat, muss ich unentwegt an meine Niereninsuffizienz denken, und sofort packt mich wieder die mir bereits vertraute Verzweiflung. »Sagen Sie, haben Sie bei Ihren Geschäften Zugang zu Organen?« Mit einem freundlichen kleinen Lächeln im Gesicht antwortet er mir, dass er vom Tampon über Uran bis hin zu ganzen Regierungen alles besorgen könne, was der Markt so verlange. »Was brauchen Sie? Herzen, Lungen, Lebern, Hornhaut für die Augen, Dünndärme, Nieren?« »Ich brauche bald dringend eine neue Niere.«

Für ein paar Sekunden schweigen wir. Er zieht aus seiner Tasche ein goldenes Etui und nimmt ein Zigarillo heraus. Er zündet es an und nickt leicht mit dem Kopf.

»Ich weiß, in eurem Land gibt es wenig Spenderorgane und viele Tausend Menschen, die auf Wartelisten stehen. Das ist weltweit bekannt. Warum wollen eure Landsleute nicht spenden?«, fragt er und sucht selbst nach der Antwort. »Wenn sie sterben, dann können sie doch ruhig noch ein paar funktionsfähige Organe zurücklassen. Die werden sowieso von den Würmern gefressen. Oder denken eure Landsleute wirklich, dass es nach dem Tod noch eine lange Reise ins Paradies gibt, für die man die ganzen Innereien im Körper mitnehmen muss? Vielleicht verwechselt ihr Lebensfreude mit Festhalten und Besitzenwollen. Dann könnt ihr auch keine gelassene Auseinandersetzung mit der Endlichkeit, dem Sterben und dem Tod führen. So werdet ihr das Thema Organspende und Organmangel nie lösen. Selbst eure Politiker trauen sich offenbar nicht an das Thema. Das bringt bei euch natürlich keine Wählerstimmen. Eure Philosophen sprechen jedenfalls zu Recht gerne vom kollektiven Verdrängen.«

Ich frage ihn, wieso er bei diesem Thema so gut Bescheid wisse. Er kenne sich überall da gut aus, wo spannende Märkte lauern, ist seine Antwort. Gerade beim Geschäft mit begehrten, verbotenen Waren, wo es eine große Nachfrage gebe, aber nur ein geringes Angebot, da läge das große Geld. »Mit einem Wort, mein Freund, der Schwarzmarkt.« Er kenne Leute, die das Geschäft mit den Organen perfekt organisiert haben.

Was er mit »perfekt organisieren« meine, frage ich zurück.

»Sie werden zum Beispiel mit einem Privatjet in Berlin abgeholt, in die Türkei oder nach Griechenland geflogen. In einem der Krankenhäuser erwartet Sie ein Spezialist. Diese Ärzte kommen meist aus Israel. Absolute Profis. Die passende Niere wird für Sie aus Ägypten, dem asiatischen Raum oder aus Indien eingeflogen. Diese Reise ist all inclusive und kostet zwischen zweihundertfünfzig- und dreihunderttausend Euro. Und nach ein paar Wochen sind Sie wieder ein ganzer Mann. – Ihr Kaffee schmeckt einfach gut. Fein gemahlen und perfekt geröstet. Bei Kaffee können Sie sich auf mich verlassen. Da kenne ich mich aus. Dieser Kaffee ist sicher aus Kolumbien.«

Seine »All inclusive-Reise« geht mir nicht aus dem Kopf, und so antworte ich entsprechend beiläufig, dass unser Kaffee aus Costa Rica käme. »Wo genau sind Sie geboren?«, frage ich halb neugierig, halb abwesend nach und bekomme die Kurzversion einer Lebensgeschichte geliefert: »In Venezuela. Als junger Mann bin ich nach Amerika ausgewandert. Mit achtzehn Jahren war ich im Krieg in Vietnam und war gezwungen zu töten. Es war eine Schule des Tötens oder noch besser eine Akademie des Tötens. Dafür wurde man nach dem Krieg sogar geehrt und bekam einen Orden. Als das alles für mich vorbei und ich nicht tot war, habe ich mir gesagt: Wenn du jetzt nach vier Jahren nicht tot bist, dann wirst du nie tot sein. Es ist immer Krieg, und da zählt man nicht nach, wie viele man selbst umgelegt hat. Später habe ich Banden von Drogen- und Waffenhändlern und Prostituiertenringe dirigiert. Von ganz unten habe ich mich nach ganz oben gearbeitet, sodass ich schließlich im Vorstand großer Wirtschaftsimperien saß und Regierungen beraten habe.«

»Machen Sie auch in Deutschland Geschäfte?«, frage ich ihn.

»Vor vielen Jahren haben wir hier ein wenig mit Heroin gehandelt, aber das macht die Deutschen kaputt. Dann sind wir zu Kokain übergangen. Das mögen die Deutschen, das löst sie von ihren Verspannungen. Heute bin ich noch ein wenig im Geschäft mit Hedgefonds, die ich mit meinen Leuten aufbaue und verwalte. Und ich will ein Geschäft mit Ihnen machen. Ich biete Ihnen zehn Millionen Euro für Ihr Kaffeehaus.«

Meine Antwort ist klar: »Mein Kaffeehaus ist unverkäuflich.«

Doch er gibt nicht auf: »Sie sind ein Träumer, ein Idealist, ein deutscher Romantiker, das mag ich an Ihnen. Sie werden schon irgendwann verkaufen. Irgendwann verkauft jeder! Hier gebe ich Ihnen eine Telefonnummer. Über die können Sie mich erreichen. Wenn Sie gewählt haben, sagen sie das Codewort ›Kunstkauf‹. Ich werde Sie dann zurückrufen. Nach vierundzwanzig Stunden verliert diese Nummer ihre Gültigkeit. Dann werde ich nicht mehr für Sie zu erreichen sein. Vergessen Sie nicht, mein Freund, das mit Ihren Nieren regeln wir für Sie. Sie werden bald wieder ein ganzer Mann sein, das verspreche ich Ihnen.«

Er erhebt sich von Stuhl, setzt seine Sonnenbrille auf, winkt den Kellner zu sich und bezahlt die Rechnung. Dann verabschiedet er sich lapidar mit der Bemerkung, dass das Leben erst wirklich Spaß mache, wenn man die richtigen Kontakte habe.

Eine seltsame, ungewöhnliche Begegnung. Die Vorstellung, dass ich durch ihn eine funktionierende Niere bekommen kann und das wunderbare Angebot meiner lieben Mara nicht in Anspruch nehmen muss, gibt mir ein Gefühl von Hoffnung und Erleichterung. Ich schaue auf meine Uhr und mir fällt ein, dass ich Mara und meine Tochter ja zum Flughafen bringen muss. Nach dem Einchecken am Flughafen Tegel drücke ich meine beiden Lieben fest an mich. »Passt gut auf euch auf, ihr seid mein Leben.«

Verrückte Träume

Als ich wieder unsere Wohnung betrete und mir schon beim Schließen der Tür meine Liebsten fehlen, finde ich in meiner Jackentasche den Zettel mit der Telefonnummer des merkwürdigen Cafébesuchers. Im Bett liegend muss ich immer noch an ihn denken. Vielleicht hat mein Schicksal ihn heute zu mir geschickt, gerade heute, wo meine Blutwerte sich verschlechtert haben. Das viele Geld, eine neue Niere, meine Mara bliebe verschont. Wir drei könnten noch einmal etwas ganz Neues beginnen mit meiner neuen Niere, ein neues Leben. Vielleicht sollte ich jetzt sofort die Nummer wählen und dem Verkauf zustimmen. Besser eine Nacht darüber schlafen, ich habe ja noch bis morgen Mittag Zeit, mich zu melden. Ich wälze mich von einer Seite auf die andere. Das Einschlafen fällt mir in der letzten Zeit immer schwerer und heute ganz besonders. Irgendwann fange ich dann doch an zu träumen.

In einem stinkenden Hinterhof verpacken zwei Männer eine frisch entnommene Niere in einen Eisbehälter. Auf einer schmutzigen Pritsche liegt ein junges elfjähriges Mädchen, halb betäubt von der Narkose und vor Schmerzen winselnd. Die Männer drücken der Mutter, die weinend neben dem Kind steht, einen Zehn-Euro-Schein in die Hand, nehmen die Kiste mit dem entnommenen Organ und verlassen den Ort. Auf dem blutenden Verband, der auf der Wunde des Mädchens dilettantisch angebracht ist, sitzen bereits Fliegen. Als ich mir das Gesicht des Mädchens näher anschaue, erkenne ich plötzlich meine ehemalige Schulkameradin Baha. Ich möchte schreien. In diesem Moment weht ein blutrotes Tuch über Bahas Gesicht. Viele Mönche laufen auf das rote Tuch zu und ziehen es von Bahas Gesicht, das sich in das Antlitz eines mir unbekannten indischen Mädchens verwandelt hat. Ich bin in den Slums von Bombay. Die Mönche verlassen summend den Ort, das junge Mädchen stirbt. Die Mutter des Mädchens fragt mich, ob ich zu den zehn Euro nochmals zehn für den Tod ihrer Tochter dazugeben könne. Diese könne nun nicht mehr arbeiten, und das sei der Hungertod der Familie.

An der Bar eines großen Hotels in Kairo sitze ich mit dem Chefarzt, der mich gleich in Zimmer 403 operieren wird und der das gleiche Gesicht hat wie der Mann, der mich in meinem Café aufsuchte, um es zu kaufen. Wir warten auf die beiden Männer mit der Kühlkiste und dem Organ. Sie treten ein, kommen auf uns zu und bestellen zwei Whisky. Ich übergebe den Männern zweihundertfünfzigtausend Euro in großen Scheinen, die ich in einem kleinen Köfferchen bei mir trage. Sie händigen dem Chefarzt die Kiste aus und verlassen die Bar. Der Chefarzt mit dem Organ in der Kühlkiste und ich steigen gemeinsam in ein Taxi, das vor dem Hotel auf uns wartet. Vor einem riesigen Gebäude, das ein Krankenhaus ist, halten wir an.

Als ich am Flughafen Tegel ankomme, sehe ich mein Foto auf dem Titel aller aushängenden Zeitungen. Darunter steht zu lesen, dass ich ein Verbrechen begangen habe. Ich hätte eine Niere in Indien gekauft, die mir dann in Kairo eingepflanzt worden ist. Als ich den Flughafen in Richtung Ausgang verlasse, stehen mehrere Polizisten gemeinsam mit dem Bundesgesundheitsminister vor mir. Er legt mir auf der Stelle Handschellen an. Dabei lächelt er mich zynisch an und sagt in Pfälzer Dialekt: »Keiner wird in Deutschland das Organgesetz ändern. Ich werde der Widerspruchslösung nie zustimmen. Ich sage doch jeden Tag zu meinen Wählern, dass sie endlich einen Organspendeausweis ausfüllen sollen.« Und dann fragt er einen der Polizisten, warum das denn so wenige machten. Er wisse es nicht, ist dessen Antwort, er habe auch keinen ausgefüllt, er wisse nicht einmal, dass es so einen Ausweis gebe. »Meine Wähler haben alle Angst vor dem Sterben und den Dingen, die mit dem Tod zu tun haben. Vielleicht füllen sie deswegen keinen Spenderausweis aus. Vielleicht joggen sie lieber durch die Berliner Parks und Wälder und andere deutsche Landschaften in der Hoffnung, dass sie so gesund bleiben und nie ein fremdes Organ brauchen. Ich habe aber noch mehr Angst vor dem Tod, Herr Wachmeister, deshalb bin ich privat versichert wie die meisten meiner Kollegen im Bundestag auch.« Dann fragt der Minister alle Polizisten, die um ihn herumstehen und von denen immer mehr dazukommen: »Wie kommt man eigentlich um den Tod herum?« Er spricht diese Frage »Wie kommt man eigentlich um den Tod herum« immer wieder aus, sodass sie zu einem rituellen Gebet wird. Seine Stimme tönt dabei immer lauter und hysterischer, sodass alle Bundestagsabgeordneten in Berlin sie hören können und sofort zum Flughafen Tegel eilen, um zu ihren Wahlkreisen und Familien zurückzufliegen.

Eigentlich täte ihm seit längerer Zeit das Herz weh, fügt der Minister nun an. »Ob ich wohl bald ein neues Herz brauche, meine Herren?«, fragt er die Polizisten. »Das können wir Ihnen nicht sagen, Herr Minister, wir passen auf, sind aber keine Ärzte.« »Wie viel sterben zur Zeit jährlich allein auf der Warteliste«, fragt er mich, »Sie sind doch einer, der sich auskennt.« Ich stehe immer noch mit den Handschellen bewegungslos da. Ich fühle es, ich werde vielleicht bald auch ein Spenderherz brauchen. Wie lange muss man warten? Bis zu acht Jahren in Deutschland. Im Jahr versterben auf der Warteliste ungefähr zweitausend Menschen, berichtet der Bodenfeger des Reichstags, der plötzlich mit seiner Frau Lotte vor dem Minister steht. »Zweitausend im Jahr, so viele«, murmelt er vor sich hin. »Deshalb fliegen Lotte und ich doch nach Peking, weil ich mir dort ohne die Wartezeiten eine neue Leber einsetzen lasse. Für meine Frau habe ich gleich eine Niere dazugekauft.« Der Minister fragt den Bodenfeger des Bundestags, ob er vielleicht doch das bestehende Organgesetz ändern solle, auch in Hinsicht auf sein Herz. Dann beginnt er wieder seinen Singsang, und der Bodenfeger bittet den Minister, er möge doch endlich still sein, er habe bereits alle Türen im Reichstag abgeschlossen, niemand sei mehr im Hause, der ihn hören könne. Die Polizisten führen mich ab.

Die Gefängniszelle, in die sie mich stecken, ist so eng, dass ich darin nicht einmal sitzen kann. Kaum ist die Tür meiner Zelle verschlossen, meldet sich bereits Besuch an. Vor den Gittern steht eine Dame, die versucht, mir einen Strauß von zweihundert weißen Nelken durch die Stäbe hindurch in die Hände zu drücken. »Ich komme von ihrer Krankenkasse. Sie erinnern sich doch noch an Ihre Krankenkasse, die Sie ja hoffentlich nie in ihrem Leben wechseln werden. Dadurch, dass Sie mutiger Mann eine Niere in Indien gekauft haben, sind Sie einer der wenigen Patienten, die uns helfen, enorme Kosten zu sparen. Sie sind ein Musterkunde, ein richtiges Schnäppchen sozusagen. Erzählen Sie bloß niemandem etwas von meinem Besuch bei Ihnen, sonst bekomme ich eine Menge Probleme mit dem Gesetz, der Justiz und den Ethikkommissionen.«

Die enge Gefängniszelle wird plötzlich zu einer großen, geräumigen alten Villa inmitten einer wild bewachsenen Parklandschaft. Ein Mann, bekleidet mit einer blutroten Mönchskutte, schreit vom Balkon: »Die Zeit kommt aus der Zukunft, die nicht existiert, in die Gegenwart, die keine Dauer hat, und geht in die Vergangenheit, die aufgehört hat zu bestehen.« Zum Rhythmus seiner Worte wechseln blitzschnell die Jahreszeiten im Garten und bleiben plötzlich mitten im Winter bei eisigen Temperaturen stehen. Der noch vor wenigen Sekunden frühlingshafte Garten ist nun meterhoch mit Schnee bedeckt. Mehrere Litfasssäulen wachsen aus dem gefrorenen Weiß heraus, auf denen riesige Poster aufreizender Damen in Unterwäsche zu sehen sind. In Zeitlupe lösen sie sich von den Plakaten und kommen im Laufsteggang auf mich zu: »Ich habe immer nur an dich gedacht«, sagt die eine, »denn ich kann alles denken, Wurstbrot, Glück und Fahrradschläuche, nur noch nicht das Nichts! An dein Geschlecht will ich. Ich will dich niederdrücken unter dem Gewicht meines geilen Körpers, denn unser Leben besteht aus der Suche nach dem Etwas im Nichts.«

Die Frauen formieren sich zu einem Chor. Ihre Brüste leuchten in der eiskalten Schneesonne wie weiße Tauben. Sie beginnen gemeinsam zu gurren und zu singen:

»Deine Kleidung zerreißen, dein Fleisch öffnen, dein Blut und deinen Samen schmecken, denn das reine Nichts und das reine Sein sind dasselbe. Herr Gerald Uhlig-Romero! Du weißt nicht, wie lange wir Frauen schon an dieser Säule verharren und dich herbeigesehnt haben, und nun sollst du von uns bekommen, was du verlangst.« Die Damen nehmen mich bei der Hand, und wir schreiten gemeinsam durch den vielen Schnee ins Innere der Villa. Auf dem Weg dorthin frage ich eine der Damen, ob ihr denn in dieser spärlichen Bekleidung nicht kalt sei. Sie antwortet mir, dass ihre Wunde im Schoß brenne und ich ihr wärmender Sonnenaufgang sei. Daraufhin frage ich sie nach ihrer Blutgruppe, und sie antwortet: »Wir können uns küssen, mein Freund, ficken bis in alle Ewigkeit, aber unsere Organe können wir nicht tauschen.«

Der Mann mit der blutroten Mönchskutte erwartet mich bereits im Haus. Auf einer goldfarbenen Bühne strippt ein Mädchen, das mir zuruft, ihre Brüste seien noch zu klein, deshalb dürfe sie nur in der Mittagsshow auftreten. Der Mann mit der blutroten Mönchskutte spricht zu mir: »Für dich, mein Freund, fährt in wenigen Minuten eine Limousine vor, um dich abzuholen.« Er wendet nun seinen Blick an die Decke des Hauses, wo Szenarien aus Himmel und Hölle gemalt sind. »Herr im Himmel, nimm meine Blume, und ich möchte, Herr, dass du mir einige Sachen bringst. Notiere, Herr im Himmel: Ich will zwei Pakete Nudeln und Seife aus

Lorbeerblättern und dann von der halben Wurst, der langen, und Herr, schau mich nicht an wie eine Taube, die du essen willst.« Er wendet nun den Blick zu mir zurück:

»Angesichts einer Schöpfung, in der alle Geschöpfe fressen und gefressen werden, liegt die Vermutung nahe, dass auch der Urheber frisst.«

In meinem Traum finde ich mich jetzt auf dem Dach der Villa wieder, und eine Dame in einem lilasamtenen Abendkleid kommt mit einer blutenden Niere in der Hand auf mich zu. Ich schaue vom Dach nach unten in den Garten, wo es wieder Frühling geworden ist. Das Geschlecht der Dame verwandelte sich plötzlich in ein Piano, das Walzer spielt. Sie klammert sich mit einer solchen Wucht an mir fest, dass wir beide in die Tiefe stürzen. Ich habe den Sturz überlebt. Die Dame ist während des Fluges spurlos verschwunden. Neben mir auf dem blühenden Frühlingsrasen liegt die blutende Niere, die wie ein Springbrunnen kleine Fontänen von Urin in die Luft abgibt. Überglücklich versuche ich sofort, die Niere an mich zu nehmen, als plötzlich ein schwarzer Panther auf mich zurast, die Niere schnappt und vor meinen Augen auffrisst. Ich weine. Ich weine so sehr, dass der Frühlingsgarten zu einem riesigen Meer wird.

Statt der angekündigten Limousine kommt eine Segeljacht in ultramarinblauer Farbe. Ich betrete das Schiff. Nach ungefähr dreihundert Minuten stürmischer See verlasse ich es wieder und steige vor dem Auktionshaus Christie's, London, 8 King Street, aus.

Heute soll ein seltenes Krankheitsbild versteigert werden. Mit vierhundert Millionen Euro ist das Bild aufgerufen. Sollte es verkauft werden, wäre es das teuerste Bild der Welt, brüllt der Auktionator über ganze Länder bis hin nach Heidelberg, wo ich einst geboren wurde.

Aus aller Herren Länder ist die High Society angereist, und sämtliche Jetset-Sammler drängeln sich im Saal. Um sich die Zeit vor dem Beginn der Versteigerung zu vertreiben, entschwinden die Leute im Innern des Hauses auf die klassizistisch eingerichteten Toiletten, um sich halb Kolumbien in ihre Nasen zu ziehen und halb Afghanistan in ihre Venen zu spritzen, sich die Kleider vom Leib zu reißen und sich zu besteigen.

Dann beginnt die Versteigerung. Das Bild, dessentwegen alle gekommen sind, steht auf einer goldenen Staffelei aus dem 17. Jahrhundert, die hinter dem hereinschreitenden Auktionator von zwei nackten Damen in den Saal geschoben wird. Die Spannung im Raum vibriert bereits. Noch ist das Bild von einem violetten Tuch verhüllt. Alle beginnen zu steigern, einhundert Millionen sind bereits geboten. Der Auktionator zieht das Tuch nicht vom Bild. Er nennt immer wieder den Titel des Werkes, den ich durch das laute Stimmengewirr im Raum akustisch nicht verstehe. Die Menschen im Auktionssaal steigern und steigern. Ich will nur zwei Dinge wissen: den Namen des Krankheitsbildes und wie es aussieht! Schon sind weit über dreihundert Millionen geboten. Jeder im Raum will das Bild besitzen. Rausch und Gier sind nicht mehr zu überbieten. Einer ruft: »Vierhundert Millionen.« Bei dieser Summe zieht der Auktionator langsam das violette Tuch vom Bild. Ich schreie: »Das bin ja ich auf dem Bild!« Ich schreie zum Auktionator: »Wie heißt das Krankheitsbild? Wie heißt das Krankheitsbild?«

Ich schrecke hoch. Es ist morgen, und die Nacht liegt hinter mir.

Man sucht etwas und findet etwas anderes

Manchmal schlafe ich wegen zu viel Freude am Leben schlecht ein. Manchmal halten mich einfach zu viele Glücksgefühle wach. Und wenn ich dann wegen der Vorfreude auf den nächsten Tag zu wenig geschlafen habe, hängt den ganzen Tag über eine Müdigkeit an mir, die mich in tausend Stücke brechen kann. Heute Morgen ist alles ganz anders. Die Träume dieser Nacht haben mich wach geschleudert, begleitet von panischen Ängsten. Mein erster Gedanke ist: Niemals werde ich ein Organ auf dem Schwarzmarkt kaufen. Lieber kämpfe ich hier in Deutschland für ein verändertes Organgesetz, damit der Mangel an Spenderorganen endlich ein Ende hat. So kann man wenigstens im Kleinen dem schrecklichen Schwarzhandel entgegentreten. Mein zweiter Gedanke ist: Auch wenn mich der Vortrag des Mafioso fasziniert hat, nie werde ich mein Kaffeehaus an so einen Menschen verkaufen, egal, wie hoch die Summe ist, die er bietet. Nein, so ein Wesen wie er bin ich nicht. Auch wenn ich kriminelle Anflüge im Leben verspürt hätte, sie durchzuführen, das hätten meine schwachen Nerven nicht zugelassen. Ich sehe den Zettel mit der Nummer des Mafioso auf meinem Nachttisch liegen und zerreiße ihn in winzige Stückchen.

Bei der Katzenwäsche im Bad schleichen Gedanken zu den nächtlichen Träumen in meinem Kopf herum. Einmal sehe ich den schwarzen Panther vor mir, der eine gesunde Niere vor meinen Augen auffrisst, dann wieder die Versteigerung dieses Krankheitsbildes, auf dem ich mich erkannt habe, aber dessen Name ich nicht verstanden habe. Welch eine Krankheit plagt mich, deren Namen ich nicht kenne, und die langsam Stück für Stück meine Nieren frisst? Beim Anziehen frage ich mich wieder einmal, wie viel Zeit mir noch bleibt, ehe meine Nieren versagen. Nach den vagen Berechnungen meiner Ärzte sind es ja vielleicht nur noch fünfzehn Monate. Nieren machen beim langsamen Versagen im Körper keinen Lärm. Sie verabschieden sich in einer beklemmenden Stille, einer gespenstigen Schmerzlosigkeit. Möglich ist auch, dass alles sehr viel schneller dem Ende zugehen kann. Und das soll es dann gewesen sein? Während ich zur Küche laufe, um nach etwas Essbarem im Kühlschrank zu suchen, ist mir die Vorstellung, dass ich mit meinen rund fünfzig Jahren bald sterben könnte, während die Menschen weiter lieben, lachen und leben, unerträglich. Im Kühlschrank herrscht absolute Leere, dafür sehe ich in Gedanken meine Freunde beim festlichen Leichenschmaus, jeder scheint ganz froh, dass es ihn noch nicht erwischt hat. Jetzt, wo mein Kaffeehaus in voller Blüte steht, soll ich einfach verschwinden? In einer Zeit, in der die meisten eine Lebenserwartung von achtzig oder bald neunzig Jahren haben, da soll ich mich jetzt schon von den Würmern fressen lassen?

Auch wenn ich noch so lange in den Kühlschrank starre, da ist einfach »nichts von nichts«, wie Mara immer zu sagen pflegt. Der Gedanke an das viel zu frühe »Nicht-mehr-Mitspielen-Können« löst Wut in mir aus. Die Kunst, mein Café und all die spannenden Dinge, die mein Leben prägen, all das soll von einem schwarzen Loch aufgesogen werden und für immer verschwinden? Ich verlasse die Küche und beschließe, mich sofort auf den Weg ins Kaffeehaus zu machen, um dort zu frühstücken. Der Koch dort weiß um meine Diät, die ich zu mir nehmen muss, und was soll ich nach diesen furchtbaren Träumen hier allein in der Wohnung, ohne meine Familie, die sich auf einem anderen Erdteil befindet, ohne die Möglichkeit, ein wenig Wärme und Geborgenheit zu tanken.

Als ich an meinem Bücherschrank im Wohnzimmer vorbeilaufe, streift mein Blick ein Buch über den Buddhismus: »Lass los, mein Freund, einfach loslassen. Befreie dich von weltlichen Gedanken und Gütern.« Natürlich kommt mir die buddhistische Philosophie als postpostmodernem Individualisten sehr entgegen. All unsere Begierden, sagt der Gründer des Buddhismus, Gautama Siddhartha, wird man durch die innere Einkehr verlieren: »Du darfst nur behalten, was du in jedem Moment bereit bist loszulassen!« »Meister, ich kann so vieles loslassen, nur mein Leben im Moment noch nicht. Meine überschäumende Weltneugierde treibt mich immer noch an. In mir hat sich noch keine Spur von Unzufriedenheit oder Abgestumpftheit eingegraben. Ich will auch das Aufwachsen meiner geliebten Tochter noch miterleben.«

Wie ein stures Kind murmele ich weiter in Richtung meines Bücherregals, dass ich mich noch nicht von allem Weltlichen lösen will! Ich will noch kein Erleuchteter sein, lieber ein Kaminfeuer in der Welt, das voll von Widersprüchen munter vor sich hin brennt und auch meinen Liebsten um mich herum Wärme und Licht spendet. Anhäufungen von Besitz sind für mich reizlos. Begegnungen mit interessanten und denkgewandten Menschen, die den Geist beflügeln, das Eingebundensein in einen Freundeskreis, kluge Zeilen in einem Gedicht, ein Spaziergang in der Natur: das ist mein Weltwert. Wie sehr genieße ich den Duft einer frisch gerösteten und gut zubereiteten Melange am Morgen, das aufgewühlte Meer mit dem verschwimmenden Horizont, eine Zugfahrt von Hamburg nach Berlin, vorbei am Gelb der Rapsfelder in der Abendsonne, den ersten frischen Spargel mit gekochten Kartoffeln und Buttersoße, die Wolkenbilder über dem Berliner Tiergarten, die Zufälle, die mir bisher die schönsten Erlebnisse geschenkt haben, den warmen Wind, der Maras langes lockiges Haar in Richtung des blauen Himmels hebt, meine mir innewohnende Trauer. An all dem möchte ich noch ein wenig teilhaben.

Beim Verlassen der Wohnung fällt mir ein, dass ich meine Tabletten noch nicht eingenommen habe. Ich eile zurück und schlucke die Chemie herunter. Hat nicht schon vor dreihundertfünfzig Jahren der Dichter Jean Molière gesagt, dass die meisten Menschen an ihren Medikamenten und nicht an ihren Krankheiten sterben. Aber noch bin ich nicht so weit. Noch fühle ich in meinem Körper enorme Kraftreserven. Da sind zwei Reinigungsmaschinen defekt und eine davon muss ausgewechselt werden. Für unsere Medizin ist das heute ein Kinderspiel. »Papa, Totsein ist blöd, weil man da nichts mehr erleben kann.« Recht hatte meine Tochter, als sie mir das beim gemeinsamen Radfahren zurief. Das Leben hält für uns so viel bereit, da will man erst gehen, wenn die Kraft einen verlässt.

Beim erneuten Versuch, aus der Wohnung zu kommen, bleibe ich vor dem Spiegel im Flur stehen. Ich sehe keinen Schleier der Resignation, keine Lebensenttäuschung, keinen übersättigten Blick der Langeweile in meinen Augen. Sie strahlen noch. Sie sind nicht matt, wie bei einem verlorenen Schachspiel. Diese Augen gehören noch nicht dem Tod, sie gehören dem Leben! »Wenn das Alter bloß könnte – wenn die Jugend bloß wüsste«, rezitiere ich vor mich hin. Viele übersehen, dass es dazwischen eine Lebensstrecke gibt, in der man sowohl »kann« als auch »weiß«. Das ist die schönste Zeit im Leben. Und diese Zeit hat bei mir doch gerade erst begonnen.

Ich schaue auf meine Uhr und bemerke, dass es gerade erst halb sieben ist. So früh haben mich meine Alpträume geweckt. Das Café ist noch lange nicht geöffnet. Also bleibe ich zunächst in der Wohnung. Ich behalte den Mantel an, setze mich auf die Couch und greife nach dem Schachbrett, das auf dem Tisch steht. Ich stelle die Figuren gegeneinander auf. Ich muss etwas tun, damit die Träume nicht wieder von mir Besitz ergreifen. Ich werde Schach spielen, werde mich einfach in zwei Personen aufteilen und gegen mich selbst antreten. Meine Eltern kommen mir in den Sinn, mein damaliges Leben zwischen meinem Vater und meiner Mutter, das mir noch heute manchmal so erscheint, als sei ich eine Schachfigur gewesen, die im ständigen Konkurrenzkampf der beiden hin und her geschoben wurde. Mutter hat mich Vater entrissen, indem sie ihn ständig schlecht machte, und dann habe ich begonnen, mir meinen Vater auszureden, und dann das ganze Spiel umgekehrt. Ein verfluchtes Familienschach.

Nach ein paar Zügen höre ich auf, ich kann mich an diesem Morgen nicht sehr lange konzentrieren. Ich laufe ziellos in der Wohnung auf und ab. Ich greife in meinen Bücherschrank und nehme das eine oder andere Buch heraus. Beim unruhigen Durchblättern fallen mich Sätze an, die ich irgendwann einmal unterstrichen habe. »Die Furcht vor dem Tode ist das beste Zeichen eines falschen, schlechten Lebens«, steht da auf Seite 387 zu lesen. Ich erschrecke ein wenig, als sich in diesem Moment der Briefkastenschlitz öffnet und die Zeitung auf den Fußboden fällt. Zu Wittgensteins Gedanken habe ich mir damals mit dem Bleistift eine Anmerkung ins Buch geschrieben, die ich kaum entziffern kann, und ich ärgere mich über meine unleserliche Schrift, die mir vorkommt wie das Geschmiere eines Kleinkindes.

Trotz meiner unerklärlichen Krankheitszustände habe ich mir bisher keinen Gott zugelegt. Mein Glück wie mein Unglück verdanke ich der Natur und den Entscheidungen, die ich in meinem bisherigen Leben getroffen habe, den guten wie den schlechten, den richtigen wie den falschen. Und mit den Folgen dieser Entscheidungen muss ich leben! Ohne Klagen.

Beim Weiterblättern begegne ich Epikur: »Der Tod geht mich nichts an, denn wenn er ist, bin ich nicht mehr, und so lange ich bin, ist er nicht«, und Voltaire: »Die Geburt ist offenbar ein Schwerverbrechen, denn sie wird mit dem Tode bestraft«, und Seneca: »Wenn es daher das allergrößte Glück ist, nicht geboren zu werden, so halte ich es für das nächstgrößte Glück, nach einem überstandenen kurzen Leben schnell in den früheren unangefochtenen Zustand zurückversetzt zu werden.«

Ich stelle die Bücher alle wieder ins Regal und gehe Pinkeln.

Menschen im Café

Mein Geschäftsführer Dieter Wollstein ist verwundert, mich zu dieser frühen Zeit im Kaffeehaus zu treffen, und nimmt mich in seine kräftigen Arme: »Es wird schon alles gut.« Ich setze mich in den hinteren Teil des Raumes, und die Kellnerin, noch ganz in privater Kleidung, ruft mir zu: »Ich bin sofort für Sie da.« In ihrer Stimme liegt so viel Trost, Wärme und Geborgenheit, dass ich alle Ängste der vergangenen Nacht für kurze Zeit verliere. Hätte sie mir zu ihrer Stimme noch ihre Hand gereicht, hätte ich auf der Stelle in Frieden sterben können. Meine gesamte Furcht vor dem Alleinsein ist nichts anderes als die plagende Vorstellung, dass im Moment des Sterbens die Stimme, die Hand nicht da wären. Ich muss dabei an eine Szene in einem Film denken, die mich sehr berührt hat: Ein alter Mann bittet, kurz bevor er stirbt, seine junge Enkelin zu sich an sein Bett. Sie möge sich bitte über ihn stellen, damit er ihren Schoß anschauen könne. Die Enkelin tut ihm den Gefallen, und beim Blick in den offenen Schoss, dem Ort der Ankunft und dem Ort des Abschieds, verstirbt der alte Mann in Frieden.

Langsam füllen sich die Tische im Kaffeehaus. Ich bin froh über die Menschen heute Morgen, die ich hier beobachten kann, über die Ablenkungen, in denen ich mich verlieren darf und die mich meine dunklen Gedanken und Träume der vergangenen Nacht endgültig vergessen lassen. Am gegenüberliegenden Tisch fallen mir einige Mitarbeiter des Gesundheitsministeriums auf. Ich will eigentlich hinübergehen und fragen, ob die Abgeordneten endlich an einer Änderung des Organgesetzes in Deutschland arbeiten, aber mir fehlt an diesem Morgen die Lust und die Kraft, die Herrschaften zu diesem heiklen Thema zu befragen. So verständigt man sich auf die Papageienkommunikation mit dem obligatorischen »Wie geht es Ihnen?« und dem immergleichen »Gut«.

In der Nähe der Bar fallen der Kellnerin zwei Gläser sowie mehrere Teller vom Tablett. Durch das Aufschlagen des Geschirrs schrecken wir alle ein wenig hoch, ich von meiner eben begonnenen Zeitungslektüre. Kurz darauf bin ich wieder beruhigt. Eine andere Kellnerin serviert am Nebentisch ein zartes Steak. Dabei muss ich an den Jungen im Norden Brasiliens denken, den ich dabei beobachtete, wie er im Flug eine Riesenameise, groß wie ein Tennisball, mit seiner Handfläche auf den Boden schlug, das betäubte Tier zwischen seine Finger packte, ihm die Flügel ausriss und es aß. Kauend lachte der Junge mich an und sagte: »Proteine, alles Proteine, du, ich, das Tier aus der Luft, ein Geschenk der Sonne, gut für meinen Schwanz.« Er streichelte mit einer Hand seinen Bauch, streckte mir die andere Hand entgegen und bat um eine Geldmünze. »Wie viel isst du von diesen Insekten am Tag?«, fragte ich ihn. »Wenn ich gut im Fangen bin, zwanzig bis dreißig Stück.« »Und warum willst du Geld von mir?« »Es ist nicht für mich. Es ist für ein Mädchen, das ich liebe. Wenn ich ihr noch ein wenig Geld zu meiner Liebe dazugebe, dann liebt sie mich noch mehr und schläft mit mir.«

Der menschliche Körper ist doch eine wundersame Biochemiefabrik, mit einem Organ wie dem Magen, der andere Lebewesen zerlegt, um weiterzuleben, denke ich, als ich dem steakkauenden Mann neben mir zuschaue. Ich möchte langsam das Kaffeehaus verlassen, mich zu einem Spaziergang in den Tiergarten aufmachen, denn das Laufen war immer schon meine Medizin, aber eine Schwere hält mich zurück. Was nur bedeutet der Traum mit dem Krankheitsbild, dessen Namen ich nicht verstehen konnte? Wollte mir der Traum etwas von einer Krankheit sagen, die vielleicht die Ursache aller meiner unterschiedlichen Symptome ist, die mich seit meiner Kindheit plagen? Und zu der die Ärzte keine Spuren finden?

Mein Blick bleibt an den Zeitungsstangen haften, und ich starre auf die heutigen Blätter mit ihren Meldungen von gestern. Ich erhebe mich doch und laufe in Richtung Ausgang. Dabei schweben Satzfetzen an mein Ohr: »Was wirst du essen?« – »Ich werde mir heute doch ein Wiener Schnitzel bestellen, meine Cholesterinwerte sind runter auf 208.« – »Und was machen deine Aktien?« – »In China mache ich Gewinne. Riskanter Markt.« Beim Rausgehen stoße ich fast mit einem Mann zusammen, der einen Geigenkasten auf dem Rücken trägt. Erinnerungen werden wach.

Die Ausdehnung des Kosmos

Solange ich noch in die Volksschule ging, meldete mein Lehrer Ronellenfitsch öfter einmal Hausbesuche bei uns an. Meine Mutter hielt diese Besuche geheim. Vater sollte sie auf keinen Fall mitbekommen, da sie Futter für seine cholerischen Anfälle gewesen wären. Einmal hatte ich die Unterschrift von Vater, die für mich leicht nachzuahmen war (Mutters Unterschrift war weitaus komplizierter), unter meine Mathematikarbeit mit der Note Fünf gesetzt aus Angst, dass jene Fünf wieder Anlass zu einem Familienstreit werden könnte. Für mich war diese Aktion eine Art Kunstwerk, wenn auch aus Verzweiflung geboren. Und so war ich enttäuscht, dass Lehrer Ronellenfitsch es als tumbe Fälschung entlarvte. Mutter war nicht weniger empört über meinen kleinkriminellen Akt, aber ihr war klar, dass sie ihren dünnhäutigen Sohn vor des Vaters gewaltigen Anfällen schützen musste. Vater würde toben und meiner Mutter den Vorwurf machen, dass sie mich zu sehr verwöhne, dass ich dadurch faul und bequem würde und dass dieser Fälschungsversuch der Beweis ihrer verhätschelten, verweichlichten und eben völlig falschen Erziehung sei. So entstanden Geheimnisse zwischen Mutter und mir. Hätte mich Vater nicht ständig als Memme bezeichnet und so oft unberechenbar herumgeschrien, hätte ich mit ihm eher meine Sorgen und Nöte teilen können. Ich hätte mich nicht ständig vor ihm verstecken müssen, und so hätte er auch meine schlechten Noten selbst unterschreiben können.

Mutter und Ronellenfitsch stimmten überein, dass meine schlechten schulischen Leistungen und die vielen Fehltage in einem Zusammenhang stünden. Durch die ständigen Fieberschübe und Schmerzen fiele mir das Konzentrieren und Lernen schwerer als den anderen Schülern. Zum Schluss dieses

Besuchs versprach Mutter, dass so etwas wie das Fälschen von Unterschriften nie wieder vorkommen würde, und entschuldigte sich nochmals charmant für mein Vergehen.

Bei einem anderen Nachmittagsbesuch meines Lehrers ging es wieder um die vielen Fehltage, die mich zu einem Nachzügler hatten werden lassen, der zu schlecht war, um nach der vierten Klasse aufs Gymnasium wechseln zu können. Jetzt, kurz vor Beendigung der Volksschulzeit, die Mitte der sechziger Jahre noch bis zur achten Klasse ging, empfahl Ronellenfitsch meiner Mutter dennoch dringend, sie möge mich auf ein weiterführendes Gymnasium schicken. Er sähe bei mir eine künstlerische Begabung, und es wäre doch schade, diese nicht zu fördern. Der Lehrer wurde an diesem Nachmittag nicht müde zu betonen, dass es für meine Zukunft falsch wäre, mich nun in eine Berufsausbildung zu stecken. Ronellenfitsch, der ein Glasauge hatte, sodass man nie so recht wusste, welches seiner Augen einen nun anschaute, war der einzige Lehrer, der sich während meiner gesamten Volksschulzeit für mich einsetzte, und ist mir deshalb bis heute in warmer Erinnerung geblieben.

Es wurde also für mich ein Internat und Aufbaugymnasium im Badischen ausfindig gemacht. Die Aufnahmeprüfung bestand ich auf Anhieb. Das Sensationelle für die damalige Zeit war, dass an dieser Schule Musik und Kunstunterricht besonders gefördert wurden und diese beiden Fächer, neben Fremdsprachen, Mathematik und Naturwissenschaften, auch als Hauptfächer geführt wurden. Nachdem meine Eltern mich ins Internat gebracht und mit einem Koffer in der Hand zurückgelassen hatten, weinte ich die ganze Nacht. Ich war nie gut im Abschiednehmen. Mit dem Internat begann für mich die Eroberung einer anderen Zeit und eines anderen Ortes. In den Waschräumen wurde um die Wette onaniert, und nachts machten wir Jungs Wege ausfindig, die uns das Einsteigen in den Mädchentrakt sicherten. Wenn man keinen Wochenendurlaub bekam, dann fanden sich die verbliebenen Jungen und Mädchen an den Samstagen gemeinsam zum Hören der Hitparade zusammen, wo zu der Zeit die Beatles mit »Let it be« sechs Monate lang Platz Eins belegten.

Nach der strengen Lernzeit von vierzehn bis achtzehn Uhr folgte das Abendessen, und danach begann die sogenannte »gelockerte Freizeit«, während der man schüchtern mit der ersten Zigarette neben einer jungen Dame spazierte, um beim gemeinsamen Blick in die Sterne die Fragen nach Sinn, Sein, Jenseits, Ewigkeit und kosmischer Ausdehnung zu diskutieren, wobei sich nicht der Kosmos, sondern etwas unterhalb der Gürtellinie auszudehnen begann. Mancher Junge spazierte lieber mit einem anderen Jungen, manchem Mädchen war die Gesellschaft eines Mädchens lieber. Schon damals im Internat in Adelsheim kannte man den Spruch: »Gute Mädchen gehen in den Himmel, böse Mädchen nach Berlin.«

Das Violoncello brennt

Beim Musikunterricht musste man sich für das Erlernen eines Instruments entscheiden. Ich wollte nicht Klavier lernen, bei dem der Ton schon feststeht, ein Streichinstrument sollte es sein, bei dem ich den Ton selbst finden und gestalten konnte. Meine große Liebe galt auf der Stelle dem Violoncello. Spätestens in einem Jahr wollte ich alle vierundzwanzig Cello-Suiten von Johann Sebastian Bach beherrschen, um sie meiner Mutter vorzuspielen. Und auch die Kompositionen für das Violoncello, die der Cellist und Komponist Villa-Lobos geschrieben hatte, lagen mir am Herzen. Die neun »Bachianas Brasileiras«, die meine Mutter immer so gerne in ihrem Wohnzimmer auf dem Plattenspieler hörte, die wollte ich ihr nun selbst vorspielen. Auch für mich wurden die Stücke von Villa-Lobos damals zu einem Teil meiner Seele.

Der geschwungene Holzkörper des Cellos, aus verschiedenen Holzarten gefertigt, zog mich sofort in seinen Bann. Als ich das Violoncello zum ersten Mal spielte, hatte ich das Gefühl, als ob es zwischen meinen Knien schwebte, obwohl es doch durch den Stachel fest auf dem Boden stand. Beim Streichen der Saiten mit dem Bogen schloss ich manches Mal die Augen, denn mit fortschreitender Übung war es mir eine Freude, den genauen Ton auf den Saiten mit den Fingern zu treffen. So kam es mir beim Üben vor, als hätten meine Fingerkuppen das Sehen erlernt. Mit der Zeit wurde das Violoncello ein Teil meines Körpers. Ich kam mir beim Spielen wie ein Sänger vor, denn ich empfand die Töne, die ich dem Violoncello entlocken konnte, als die schönste Stimme, die man in die Welt hineingeben konnte. Mein Musiklehrer führte mich in die Theorie und Philosophie der Musik ein. Oft rief er mir vor Beginn der Unterrichtsstunde zu, dass Rhythmus die Vielfalt der Notenwerte im Ablauf der immer gleich bleibenden Takte sei. Nicht selten beendete er den Unterricht mit der Feststellung, dass Musik die Ordnung der Welt in Noten fasse. Und sehr wichtig nach dem gelungenen Spiel sei die Stille. Was er damit meine, wollte ich von meinem Lehrer wissen. Wenn eine Mozartsymphonie beendet sei, sei die Stille danach immer noch von Mozart. Sie sei das wahre Ziel aller Anstrengungen.

Der Violoncellist muss Position, Druck und Geschwindigkeit des Bogens jederzeit unter Kontrolle haben. Dafür ist eine subtile Koordination zwischen Arm und Handgelenk erforderlich, die schwierig zu erlernen ist. Die Kraftübertragung vom Arm auf den Bogen geschieht durch eine Pronation des Unterarms, wodurch der Zeigefinger Druck auf die Bogenstange ausübt. Den notwendigen Gegendruck dazu liefert der Daumen, der sich an der Kante des Frosches (dem hinteren Teil des Bogens mit der Spannvorrichtung) abstützt. Das erfordert eine Kraftanstrengung in der rechten wie auch in der linken Hand, wo die Finger die Tonhöhe des Violoncellos bestimmen. Diese Tonhöhe wird durch die Zahl und den Abstand der aufgelegten Finger sowie durch die Lage der Hand erreicht.

Je besser ich das Violoncello beherrschte und je länger die Stücke wurden, die ich spielte, umso mehr kamen die Schmerzen der Kindheit in meine Hände zurück. Die Haltung meiner Gliedmaßen, die ich beim Spielen einnehmen musste, zusammen mit der großen Kraftanstrengung stauten meinen Blutfluss. Vielleicht war das die Erklärung für die Rückkehr der feuerartigen Schmerzen, von denen ich glaubte, dass sie meinen Körper für immer verlassen hätten. Anfangs war es mir möglich, zwei bis drei Stunden konzentriert zu üben, bevor das Brennen in den Fingern losging. Schon bald dauerte es nur noch dreißig Minuten, bis der Spuk in meinen Gliedern losging und ich den Unterricht abbrechen musste. Als ich meinem Lehrer von den Schmerzen berichtete, war er fassungslos. So etwas hatte er in seinem bisherigen Musikerdasein noch nie gehört, und er schien ein wenig hin- und hergerissen, ob das nun bei mir wirklich so war oder ob ich simulierte, um den Unterricht zu verkürzen. Wie konnte er nur so etwas denken! Auf keine Zeit während des Tages freute ich mich so sehr, wie auf das Spielen meines geliebten Violoncellos. Nichts war für mich kostbarer! Aber es wurde immer schlimmer mit den Schmerzen und bereits nach fünf

Minuten Üben wurde ich zu einem schreienden und weinenden Wrack.

Warum muss einen das, was man wirklich liebt, gleichzeitig so sehr quälen? Ich verließ den Raum unserer strengen Lernzeit und schlich mich in das Instrumentenzimmer. Dort nahm ich mein Violoncello und ging damit in den angrenzenden Wald des Internats. Bis dahin hatte mich niemand entdeckt. Ich schritt zu der Stelle, an der ich schon manchmal allein gesessen hatte, um nachzudenken oder nur um zu atmen, und öffnete die Hülle des Violoncellos, vielleicht so wie man seine erste Geliebte irgendwo in einem namenlosen Hotelzimmer entkleidet. Ich umarmte diesen geschmeidigen Körper, nahm den Bogen und begann eine der neun »Bachianas Brasileiras« zu spielen. Ich spielte diese Melodie immer wieder, bis der Schmerz langsam in meine Hände kam. Dieser furchtbare Schmerz, auf dessen Kommen man sich immer verlassen konnte, steigerte sich, und ich steigerte dazu das Spiel des Villa-Lobos-Stücks. Laut. Immer lauter, mit immer mehr Kraft. Ich begann zu weinen. Aus den Schmerzen wurde ein Brennen, und ich begann zu schreien. Und mein Schreien wurde zum Schreien meines Violoncellos, das plötzlich in Flammen aufging. In kürzester Zeit brannte es lichterloh. Jetzt rissen die Saiten mit einem lauten Knall. Brennende Holzstückchen lösten sich vom Körper des Violoncellos und flogen wie kleine leuchtende Geschosse durch die Luft. Ich werde nie wieder die neun »Bachianas Brasileiras« spielen. Ich werde nie wieder das Violoncello spielen, das Violoncello, das meine zweite Muttersprache hätte werden können.

»Warum hast du das Violoncello angezündet?«, fragte der Direktor. »Weil das Cello traurig war und weil es mir sagte, dass es ohne mich keine Töne, keine Melodien mehr spielen wolle!« Ich sei verrückt, antwortete der Direktor, und ich dachte mir, was weiß der Direktor schon vom Violoncello, meinen Schmerzen und mir. Nichts. Also wollte ich dem Direktor nicht mehr zuhören und schaute einfach aus dem Fenster hinaus, damit sich nicht mehr fremde Stimmen in meinem Kopf ansammeln konnten.

Der Schüler hat ein Musikinstrument (Violoncello), das ihm von der Schule für den Unterricht zur Verfügung gestellt wurde, mutwillig zerstört, hieß es in der Begründung für meinen Schulverweis.

Herzschmerzen

Bei der Kontrolluntersuchung vierzehn Tage später verlasse ich das Krankenhaus mit Luftsprüngen und tanze. Meine Werte sind konstant geblieben, mehr noch, sie haben sich sogar ein wenig verbessert, hat mir mein Arzt soeben verkündet. Dabei hat er mich ganz stolz angestrahlt, so als ob es seine Therapie sei, die nun in meinem Körper wirksam wird. Sofort telefoniere ich mit Mara, damit sie diese freudige Botschaft auch der argentinischen Verwandtschaft verkündet. Vielleicht war doch alles nur ein Spuk in der Natur meines Körpers. Vielleicht bin ich nun erlöst von dem immergleichen Kreislauf aus Angst, Panik und Niedergeschlagenheit. In dieser Nacht schlafe ich sanft wie ein Baby.

Am nächsten Morgen fahre ich in bester Laune den Kurfürstendamm entlang, über den Potsdamer Platz in Richtung Brandenburger Tor. Die Plakate für die Berliner Filmfestspiele kleben schon an den Litfasssäulen, und in mir steigt eine kleine Vorfreude auf das diesjährige Eröffnungsfest auf. Plötzlich spüre ich in meiner Herzgegend einen merkwürdigen

Schmerz. Auch etwas später, als ich im Büro des Cafés angekommen bin, taucht dieses eigenartige, mir bislang unbekannte Zucken in meiner Herzgegend wieder auf. Sicher eine Muskelverspannung, denke ich. Ich werde in die Küche gehen und unseren Koch nach frischem Ingwer fragen. Ingwer ist bekanntlich ein Allheilmittel, vielleicht wirkt es auch gegen Zucken in der Herzgegend. Normalerweise geht es in der Küche hektisch zu wie in einem Bienenkorb. Heute aber liegt eine friedliche Ruhe im Raum, die verschiedenen Gerüche erzeugen Appetit, und der Chefkoch singt gut gelaunt in die Runde: »Kinder, gebt die Eier in den Topf, wenn das Wasser anfängt zu lachen!« Ich frage ihn nach frischem Ingwer, und er weist sofort den Lehrling an, den Ingwer aus dem Gemüseraum zu holen, ihn in kleine Scheibchen zu schneiden, diese mit heißem Wasser zu übergießen und dazu noch einen Schuss frischen Limettensaft hinzuzugeben.

Am Spültisch arbeitet Madalena. Sie ist aus Bahia, ihre Haut ist pechschwarz, und ihre dunklen Haare sind kraus gelockt. »Macht das Licht an, damit wir sehen, ob Madalena arbeitet«, scherzt der Kellner, der gerade mit einem voll beladenen Tablett die Küche betritt und ihr einen Stapel schmutziger Teller hinstellt. »Rassistischer Muslim«, entgegnet Madalena lachend dem Kellner, »stammst du nicht aus Marokko?«

Als ich mit meinem Ingwertee die Küche verlassen will, zieht Madalena mich an meinem Arm so intensiv zu sich hin, dass ich fast meine Tasse fallen lasse. Im nächsten Moment wird aus der lachenden Frau eine weinende. Dazu schießen aus ihrem Mund Worte wie traurige Pfeile heraus: »Ich habe mich so verliebt in diesen Mann. Er hat mir alles versprochen. Jetzt habe ich erfahren, dass er mit allen dunkelhäutigen Frauen flirtet, weil er eine Vorliebe für uns dunkle Frauen hat.

Er redete und redete, war großzügig mit Cocktails die halbe Nacht und hat mir wie ein Poet sogar mit meinem Lippenstift ein Gedicht in meine Handinnenfläche geschrieben, bis er mich schließlich im Bett hatte. Und dann«, schluchzte sie weiter, »hat er sich nie wieder sehen lassen. Vor lauter Traurigkeit habe ich das Gedicht sogar auf ein Blatt abgeschrieben und es gelernt: Wollen sie es hören?« Sie ließ mir gar keine Chance zu antworten und legte sofort los: »Ach, wenn du erfahren wolltest, wie ich dich liebe, so müsstest du mir eine neue Sprache schenken.«

Es hat etwas sehr Anrührendes, wie Madalena in ihrem gebrochenen Deutsch und dem weichen, fast singenden Klang ihrer brasilianischen Muttersprache das Gedichtfragment von Schiller aufsagt. Ihre Augen produzieren dabei so viele Tränen, dass ich mir wie ein Tourist an einem Wasserfall in einem fremden Land vorkomme. Jeder Mensch hat offenbar seine eigene Tränenkultur, denke ich in diesem Moment. Madalena fährt fort, dass ich doch diesen Peter kennen würde und ob ich nicht mit ihm sprechen könne, um ihm zu sagen, dass sie eine gute Frau sei und keine von diesen üblichen Huren. Sie habe Ehre im Herzen, in dem auch Gott wohne, und mit ihr könne er so etwas nicht machen, denn dass sei eine Sünde.

Das Zucken in meinem Herzen meldet sich wieder, und ich möchte auf der Stelle die Küche verlassen, um schnell meinen Hausarzt aufzusuchen. Aber Madalena lässt mich einfach nicht los. Ich antworte ihr, dass ich diesen Mann nur flüchtig kenne, dass er ab und an zu Gast bei uns sei und ich ihr bei diesem Problem wenig helfen könne. Mein Herz schmerzt, sie steht da und heult, und ich stehe hilflos neben ihr und möchte mich aus dieser Situation befreien, aber irgendwie berührt sie mich in ihrem aufgelösten Zustand, und sie tut mir auch leid. Um sie zu trösten, sage ich schließlich, dass ich versuchen werde, mit ihm zu sprechen. Aber sie solle sich nicht zu viel Hoffnung machen.

In schnellen Zügen trinke ich den Ingwertee, eile dann noch oben in mein Büro ans Telefon und erreiche zum Glück sofort meinen Hausarzt, der mir in zwanzig Minuten einen Termin anbietet. Nach meiner Symptomschilderung bereitet mein Arzt ein EKG vor, denn mein Herz meldet sich in immer geringeren Abständen. Als der Arzt wenig später seinen Blick auf die ausgedruckten EKG-Kurven wirft, schreckt er von seinem Stuhl hoch. Ich müsse sofort ins Krankenhaus, mein EKG deute auf einen Herzinfarkt hin.

Schon wieder ein Alptraum, in dem ich mich befinde. Gestern noch hat sich der Zustand meiner Nieren verbessert, meine argentinischen Verwandten haben sämtliche Kerzen ihrer Umgebung vor Freude angezündet, und heute schlägt mein Herz Alarm und bläst die Kerzen vielleicht für immer aus. Vielleicht sollte ich meinen Hausarzt wechseln. Immer wenn ich ihn aufsuche, teilt er mir negative Botschaften über meine Innenwelt mit.

Ich nehme nur noch die schrillen Töne des Notfallwagens wahr, in dem ich mich befinde. Das Gesicht des Fahrers wechselt von blau zu rot. Leider gehöre ich in diesem Moment nicht zu den Glücklichen, die da draußen zur Seite fahren müssen, um für den Kampf zwischen Leben und Tod Platz zu machen. Da ich auch noch ein wenig der Gattung der Hypochonder angehöre, empfinde ich mich eigentlich bereits als tot. Andererseits ist es doch ein Glück, in einem Land zu leben, wo bei Notfällen so schnell Hilfe geboten wird. Im Krankenhaus werde ich auf ein fahrbares Bett gelegt. Mehrere Personen schieben mich in Höchstgeschwindigkeit irgendwohin. Vielleicht ist das der Weg ins Höllenparadies mit baldiger Staubwerdung und unendlicher Ruhe. Meine Augen starren an die Decke des Krankenhauses, die an mir vorüberzieht wie ein stürmischer Gewitterhimmel. Das Klappern des alten Stahlbetts vermischt mit dem aufgeregten Schlagen meines Herzens klingt wie der Donner dazu.

Eine Menge Kabel und anderes medizinisches Gerät werden an meinem Körper angebracht. Damen und Herren in Weiß stehen um mich herum und schauen gebannt auf die Monitore, in denen mein Innerstes sichtbar wird: Organe, Blutgefäße, Blut, chemische Vorgänge, das pumpende Herz, alles das, was uns am Leben hält. In meinen Gedanken stampfe ich wie ein kleiner, bockiger Junge mit meinen Füßen auf. Warum nur streiken meine Organe andauernd? Sie kommen mir vor wie beißende Insekten, die ich für immer erschlagen möchte.

Eine eindrucksvolle Pumpe

Plötzlich fällt im Raum das Wort: »Entwarnung!« Welch ein erlösendes, kostbares, Hoffnung bringendes, auf der Zunge zergehendes Wort: Entwarnung! Noch nie in meinem Leben bin ich so schnell von der Horizontalen in die Vertikale gekommen. Im Behandlungszimmer erklärt mir der Stationsarzt, die Untersuchung habe ergeben, dass meine Herzmuskelwände verdickt seien und dadurch die linke Herzkammer vergrößert sei. Er fragt mich, ob ich Hochleistungssport betreibe, denn dabei würden sich öfter solche Verdickungen an den Herzmuskelwänden bilden. Ich antworte ihm, dass ich das Gegenteil eines Sportlers sei, nämlich noch einer der wenigen Spaziergänger in einem Land voller Joggingwahnsinniger. Aus der Erleichterung heraus beginnt mein Atem tiefer zu werden. Entspannte Lebensfreude kehrt wieder bei mir ein, darüber, dass es kein Infarkt war.

»Was sie da an ihrem Herzen haben, nennen wir in der Sprache der Medizin, eine Herzhypertrophie, fährt der Arzt fort. Ob diese Hypertrophie gefährlich sei, frage ich ihn, und woher das bei mir nur käme. Das könne er nicht sagen. Das Beste sei, dass ich mich nicht körperlich überanstrenge. Ich solle alle zwei bis drei Monate einen Ultraschall an meinem Herzen vornehmen lassen, um zu überprüfen, dass sich die Herzmuskelwand nicht weiter verdicke. Ich schildere dem Arzt meine anderen Krankheitssymptome und frage, ob es zwischen diesen und dem verdickten Herzen einen Zusammenhang gebe. Nicht, dass er wüsste, lautet die Antwort. Ich erzähle dem Arzt auch von meinem Versteigerungstraum, in dem ich mein Gesicht auf dem Gemälde eines unbekannten Krankheitsbildes erkannte. Träume seien interessant, aber auch Traumdeutung sei nicht sein Gebiet, erwidert er. Wohin eine Herzhypertrophie führen könne, will ich schließlich wissen. »Im schlimmsten Fall zu einer Erschlaffung der Herzmuskulatur«, sagt er mit einem völlig emotionslosen Gesicht.

»Wenn ich Sie richtig verstehe, dann heißt das, dass das Herz irgendwann stehen bleiben kann?« »Ja, so kann man das auch sehen.« »Also eine Art Herzversagen?«

»Machen Sie sich jetzt erst einmal nicht verrückt. Zu Ihrem Glück haben wir die Gefahr erkannt und können bei ständiger Kontrolle so gut wie möglich gegensteuern. Wir sollten in der nächsten Zeit noch ein 24-Stunden-EKG bei ihnen machen, um zu sehen, ob bei ihnen höhergradige Herzrhythmusstörungen vorliegen.«

Beim Abschied frage ich den Herzspezialisten, wo für ihn der Sitz der Seele sei. »Für mich im Gehirn, ganz eindeutig.

Im Herzen sitzt sie auf gar keinen Fall.« Er hätte so viele offene Herzen in seinem Leben gesehen, und egal, wie viele schöne Gedichte, Geschichten und Lieder dies vermuten ließen, dort sei sie auf keinen Fall zu finden. »Und was ist das Herz für Sie«, frage ich nach. »Eine Pumpe. Eine sehr eindrucksvolle Pumpe. Nichts weiter.«

So gut, wie es dem Körper geht, so schön kann auch die Welt sein. Nein, noch muss ich nicht bis zur Erschöpfung hinausschwimmen ins offene Meer, um mich da draußen ins dunkle Vergessen fallen zu lassen. Stattdessen steige ich mit meiner maroden Pumpe, zwei maroden Nieren und einem Rezept, worauf ein herzstärkendes Mittel verschrieben steht, in ein Taxi, das vor dem Krankenhaus steht, und bitte den Fahrer, mich zurück zum Café zu fahren.

Ein paar Tage später erwarte ich voller Freude am Flughafen Tegel die Ankunft meiner beiden Lieben. Wir umarmen uns wie drei Musketierchen, die nach langer Trennung endlich wieder beieinander sind. Danach werden mir Grüße von der gesamten argentinischen Verwandtschaft überbracht, die in den Kirchen von Rosario Kerzen für meine beiden Nierchen angezündet haben. Auch in Buenos Aires brennen Kerzen für meine Gesundheit. Ich bin gerührt. Zu Hause dann öffnet Mara ihren Koffer mit Geschichten, den sie vom Familienbesuch in Rosario mitgebracht hat, und erzählt die neuesten Neuigkeiten von Großmutter Celina, Mutter Gregoria und ihren beiden Schwestern Elena und Claudia.

Am Abend vor dem Einschlafen berichtet mir Geraldine von den vielen Hunden, die in Argentinien auf den Straßen leben würden, und fragt mich, warum das bei uns nicht so wäre und ob ich als kleiner Junge auch einen Hund gehabt hätte. »Ja«, antworte ich ihr, »wir hatten einen Schäferhund, der Boogie hieß. Und Boogie saß immer vor meinem Kinderwagen und bewachte mich. Und wenn jemand zu nahe an meinen Kinderwagen kam, dann zeigte Boogie die Zähne und bellte, sodass mir niemand zu nahe kam.« Sie wolle auch einen Hund wie Boogie haben, sagt sie noch, und dabei fallen ihr die Augen zu. Es war ein langer Flug von Buenos Aires nach Berlin.

Jenseits des Zaunes

Familie, das heißt auch, dass man Teil einer Geschichte ist, die man nicht selbst geschrieben hat. Das Städtchen Wiesloch, dieser Ort im Nirgendwo, in dem ich aufwuchs, ist berühmt wegen seiner psychiatrischen Landesklinik, der größten dieser Art in Deutschland. Mein Elternhaus stand unmittelbar am Grenzzaun zum riesigen Klinikgebiet. Wir Kinder kletterten oft zum Spielen über diesen Zaun und landeten auf weitläufigen Grün- und Ackerflächen, wo die Insassen der Klink Obst und Gemüse anbauten oder ernteten, je nach Jahreszeit. Diese Menschen, die da in den Gärten arbeiteten, seien, wie die Erwachsenen immer sagten, »leichtere Fälle mit geringeren Störungen«. Dennoch sollten wir Kinder immer aufpassen, wenn wir in ihrer Nähe spielten. Sie seien manchmal unberechenbar in ihren Reaktionen. Ich mochte diese Menschen mit den geringeren Störungen. Am meisten ans Herz gewachsen war mir der zu kurz geratene, etwas dickliche Franz, mit dem ich über seine und meine kleinen Nöte sprechen konnte. Immer wenn er mich über den Zaun klettern sah, kam er ungelenk auf mich zugelaufen und fragte mit seinem eigentümlichen Stottern, ob denn meine Hände und Füße wieder gebrannt hätten, aus dem Schornstein unseres Hauses wäre nämlich Rauch aufgestiegen. Leider könne er mir nicht helfen wegen dieses verfluchten Zauns, über den er nicht klettern dürfe. Franz betonte immer wieder, dass er gar nicht geistesgestört, sondern lediglich in einer Katastrophe gefangen sei. Auch in seinem Kopf würde es manches Mal brennen. Am Sonntag, dem Besuchertag, käme endlich seine Mutter wieder und würde mit ihren Tränen, die über ihr Gesicht rollten und auf seinem Kopf landeten, den Brand löschen. Aber heute ginge es uns beiden ja sehr gut, denn heute seien wir beide offenbar feuerfrei. Und das bis zum nächsten Vierundzwanzigsten, fügte Franz hinzu, und den ganzen nächsten Herbst werde er sich freinehmen, um zu heulen. Ich habe Franz immer sehr gut verstanden, denn er wusste viel vom Leben und hatte immer sehr spannende Sachen zu erzählen. Viel spannendere Sachen als meine Lehrer.

Wenn man weiter hineinspazierte in das Gelände der psychiatrischen Landesklinik, kam man an Häusern vorbei, deren Fenster vergittert waren. Dort wohnten Menschen, die nicht nach draußen auf die Wiesen durften. Und manchmal, wenn der Wind aus einer bestimmten Richtung kam, hörte man Schreie von dort. Schreie, die sich nicht sehr von denen unterschieden, die manchmal auch aus meinem Elternhaus zu hören waren.

Reigen der Kindermädchen

Bevor meine Mutter mit meinem älteren Bruder Richard für ein paar Wochen auf die Insel Teneriffa reiste, es war im Sommer 1966, in der Hoffnung auf Linderung ihrer Rheumaschmerzen in einem wärmeren Klima, hatte sie noch unser italienisches Kindermädchen Adriana entlassen. Schade, Adriana hatte einen sehr schönen Busen, den ich mir manchmal heimlich durch das Schlüsselloch ihrer Zimmertür ansah. Nachdem Adriana mich einmal dabei erwischt hatte, sagte sie zu mir: »Ich habe heute meinen freien Abend, und ich werde mit einer Freundin in die Stadt ausgehen. Nach der Arbeit, in ungefähr zwei Stunden, werde ich mich in meinem Zimmer umziehen. Dann darfst du kurz durch das Schlüsselloch schauen. Dann siehst du, was du gerne sehen möchtest.« Es dauerte endlos, bis diese zwei Stunden vergangen waren und Adriana sich in ihr Zimmer zum Umziehen begab. Sofort war ich am Schlüsselloch auf der Lauer, und da Adriana wusste, dass ich nun gespannt vor ihrer Tür stand, gab sie sich besonders viel Mühe beim Öffnen ihrer Bluse.

Ich erinnere mich auch noch an Mischu, die Japanerin, die unsere Familie in die Zeremonie des Teetrinkens einführte und uns die unterschiedlichsten Teesorten offerierte, wobei ich den grünen Tee und den Jasmintee an liebsten mochte. Tofu war für mich am Anfang mehr eine Gewöhnungssache, aber Mischu gelang es, mir diese Nahrung schmackhaft zu machen. Olga, die Französin, brachte meiner Schwester erste Sätze auf Französisch bei. Und in jeder freien Minute bemalte Olga in ihrem Zimmer große weiße Papierblätter mit bunten Schmetterlingen. Auch an die Bulgarin Vessela erinnere ich mich, die kaum größer war als ich und mich ständig fragte, ob ich schon einmal das Meer gesehen hätte, ich müsse unbedingt ans Meer. Ich antwortete mit Nein, und Vessela sagte dann, dass der, der das Meer gesehen hätte, immer etwas zum Träumen habe.

Ich mochte sie alle, woher sie auch kamen, denn sie brachten andere Welten und Kulturen mit zu uns nach Hause. Und jede von ihnen stand mir bei, wenn das Fieber kam und mit dem Fieber die Hölle. Ich wollte vor ihnen tapfer sein und versuchte, meine Schmerzen so gut wie möglich zu verstecken, aber wenn dann doch die Tränen kamen, malte Olga zum Beispiel mit ihren Farbstiften zwei Schmetterlinge auf die kühlen Umschläge an meinen Beinchen und sagte, dass die beiden die Schmerzen gleich einpacken und mit ihnen für immer davonfliegen würden. So tröstete mich jede von ihnen auf ihre Weise.

Den Reigen an Kindermädchen hatte ich letztlich meinem Vater zu verdanken. Bemerkte Mutter, dass Vater den Versuch startete, sich mit seinem unwiderstehlichen Charme den Mädchen zu nähern, wurde vorsorglich ein neues Kindermädchen engagiert. Einmal war Vater jedoch an einer Kündigung unschuldig, nämlich als Mutter die Haushälterin Irene entließ. Sie kam von der Insel Föhr, und wir fanden nach einiger Zeit heraus, dass Irene nicht nur dem Alkohol (der Inhalt der Flaschen in der Hausbar nahm zusehends ab), sondern auch dem weiblichen Geschlecht zugeneigt war. Sie hatte sich in meine Mutter samt ihrer kostbaren Unterwäsche verliebt, und so verschwand ein Stück nach dem anderen aus Mutters Kleiderschrank. Diese Seidenunterwäsche war ein Geschenk meines Vaters, er brachte sie Mutter immer von seinen Geschäftsreisen aus Italien mit, wo er sehr oft hinfuhr, weil er dort neue Maschinen für die Strumpffabrik einkaufte.

Vor der Abreise nach Teneriffa hatte Mutter nun als Nachfolgerin von Adriana die sechsundsechzig Jahre alte Frau Herold für unsere Betreuung engagiert. Frau Herold stammte wie meine Eltern aus Sachsen und hatte bis zu ihrer Rente in der Firma meiner Eltern gearbeitet. Manchmal, wenn Frau Herold mit meiner Schwester und mir mit der Straßenbahn ins zehn Kilometer entfernte Heidelberg zum Bummeln fuhr, sagte sie vor Beginn der großen Reise: »Kinder, ist die Unterwäsche sauber, wir fahren in die Großstadt. Man weiß ja nie, es kann immer ein Unfall passieren, und dann muss die Unterwäsche sauber sein.« Als wir Mutter und meinen Bruder am Flughafen Frankfurt verabschiedeten, sagte Mutter mit einem herzhaften Lachen zu Vater, meiner Schwester und mir, dass sie jetzt beruhigt ihre Reise antreten könne, weil wir drei bei Frau Herold in guten Händen seien.

Vom Leben gezeichnet

Nach ihrer Abreise kam Vater häufig erst sehr spät am Abend nach Hause. Für meine Schwester und mich waren das paradiesische Zeiten. Nach der Schule konnten wir bis in den Abend hinein ungestört toben und spielen. Ich hatte zu dieser Zeit keine Fieberanfälle, und meine Schwester und ich luden die Kinder aus der Nachbarschaft in unseren Garten ein. Die Attraktion war der zwanzig Meter lange Pool. Über dem Pool gab es besagte geschwungene Brücke, von der aus wir Kinder ins Wasser springen konnten.

Manchmal überkam mich eine Sehnsucht nach unserem Schäferhund Boogie, der auf dem Firmengelände im fünf Kilometer entfernten Rauenberg lebte. Als meine Eltern sich in den fünfziger Jahren noch kein Haus leisten konnten, wohnte die gesamte Familie inklusive Boogie auf dem Firmengelände. Boogie lag tatsächlich stundenlang vor meinem Kinderwagen und bewachte mich. Kam mir jemand zu nahe, begann Boogie derart seine Zähne zu fletschen, dass sich niemand in meine Nähe traute. Als wir dann unser Haus in Wiesloch bezogen, bestand Mutter darauf, dass Boogie in der Firma bleiben sollte. Mutter empfand es für den Hund als Quälerei, in ein Haus eingesperrt zu werden, wo er doch so viel Auslauf gewohnt war. Sie setzte sich gegen unsere Bettelei durch, und Boogie blieb dort.

An einem dieser Tage, als Mutter und mein Bruder verreist waren, plante ich einen langen Spaziergang mit Boogie. Ich radelte mit meinem silbergrauen Fahrrad den Feldweg entlang, der durch hügelige Weinberge führte, vorbei an zwei kleinen Kapellen, auf deren Fenstersimsen holzgeschnitzte Madonnenfiguren zwischen brennenden Kerzen standen. Als ich nach einer Stunde in der Firma ankam, traf ich den alten Herrn Pirsch. Bevor meine Eltern die Firma gekauft hatten, gehörte sie Herrn Pirsch, der in dem Gebäude Zigarren produziert hatte, damit aber nach dem Krieg pleitegegangen war. Meine Eltern hatten ihn als Prokuristen übernommen, was er ihnen durch Treue und Integrität dankte. Herr Pirsch hatte meistens eine Zigarre zwischen seinen Fingern, Zigarren, die alle noch aus seinem alten Bestand stammten, wie er stolz betonte. Kaum hatten Herr Pirsch und ich ein paar Worte gewechselt, kam Boogie auf mich zugerannt und sprang mich mit einem solchen Schwung an, dass ich fast umfiel.

Bevor ich mit ihm in die gegenüberliegenden Felder aufbrach, wollte ich noch kurz Vater Hallo sagen. In seinem Büro konnte ich ihn nicht finden, und auch von seiner Sekretärin, Fräulein Prinz, der Verlobten meines verreisten Bruders Richard, war keine Spur zu sehen. Es war immer noch Mittagszeit, und vielleicht war Vater beim Essen. Aber auch in der Kantine konnte mir niemand sagen, wo mein Vater sei. Im Hof rannte Boogie auf und ab, er wedelte mit dem Schwanz, er wusste, dass ich mit ihm in die Felder wollte. Plötzlich fiel mir ein, dass Vater noch ein zweites Büro hatte. Er bezeichnete diesen Raum einmal als den Ort des Abschaltens. Als ich die Tür, die unverschlossen war, öffnete, erblickte ich ein seltsam ungewohntes Bild. Papa stand mit heruntergelassener Hose am Rand seines Schreibtisches. Auf dem Schreibtisch saß Fräulein Prinz, ihre Beine lagen auf den Schultern meines Vaters. Ihre Bluse war aufgerissen, die großen Brüste schwappten auf und ab wie bei einem Voodootanz. Vater gab dabei den Rhythmus an. Irgendwie kam mir diese Szene bekannt vor. Ich hatte so etwas Ähnliches schon mal in einem Tierfilm von Bernhard Grzimek gesehen. Als Nächstes fiel mein Blick auf Vaters nackten weißen Po, den ich damals zum ersten Mal in natura sah. Als Fräulein Prinz mich an der Tür entdeckte, zuckte sie erschrocken zusammen und rief: »Arthur, dein Sohn!« Erst durch ihre panische Reaktion wurde mir klar, dass ich hier störte und nicht gerade willkommen war. Noch bevor Vater sich in meine Richtung umdrehen konnte, schlug ich die Tür hinter mir zu und rannte hinunter auf den Firmenhof, nahm Boogie an dic Leine und lief in Richtung der weiten Felder.

Bei dem, was ich gerade gesehen hatte, musste ich an Onkel Tullio denken, der mir einmal bei einem Mann-zu-Mann-Gespräch von einer Pariser Galerie erzählt hatte, in der ein Künstler bei der Eröffnung seiner Ausstellung tanzende nackte Frauen blau bemalte. In Tullios Erzählung ähnelte der Tanz dem, den ich gerade Papa und Fräulein Prinz hatte vollführen sehen. Laut Onkel Tullio bewegten sich die Frauen danach auf große, weiße Leinwände zu und wackelten dabei mit ihren blauen Brüsten, nicht unähnlich denen, die ich soeben bei Fräulein Prinz erblickt hatte. Die Frauen rieben ihre Körper an den Leinwänden, die daraufhin mit blauer Farbe beschmiert waren. Der Künstler hätte dann ins Publikum gerufen, dass es Zeuge bei der Entstehung eines neuen Kunstwerks gewesen sei, dass er »Akte in Blau«

nenne. Jahre später erfuhr ich, dass es sich bei dieser Aktion um den berühmten Künstler Yves Klein handelte und Onkel Tullio bei diesem Happening tatsächlich dabeigewesen war. Am Ende unseres Gesprächs damals hatte er mich ermahnt, das bloß niemandem weiterzuerzählen, ich sei doch eigentlich noch ein wenig zu jung für solche Geschichten. Da aber Onkel Tullio nichts für sich behalten konnte, hatte er diese Geschichte bestimmt auch Vater erzählt. Und Papa war vielleicht so begeistert von Onkel Tullios Schilderung, dass er ein solches Kunststück mit Fräulein Prinz nachahmen wollte, nur eben ohne blaue Farbe. Vielleicht hatte Vater überhaupt vor, etwas ganz anderes zu machen. Er war sehr oft genervt und überreizt von seiner Arbeit. Ich hörte einmal ganz zufällig, wie Vater beim gemeinsamen Abendessen mit Geschäftskunden in unserem Wohnzimmer etwas über die Malerei sagte: Lieber sei er vom Leben gezeichnet, als von Picasso gemalt.

Geschenke

Frau Herold, meine Schwester Manuela und ich saßen beim Abendbrot, und Frau Herold erzählte uns soeben, ausgelöst durch die von ihr zu lang gebratenen Rinderfilets, dass Menschen mit hartem Körperfleisch unbegabt im Denken, während solche mit weichem Körperfleisch begabt in der Poesie seien. Ich wollte Frau Herold gerade fragen, ob mein Körperfleisch nun hart oder weich sei, da hörten wir, wie Vater seinen Opel »Kapitän« in die Garage steuerte. Vater brachte meist keine gute Laune mit, wenn er abends aus der Firma kam. Er glich dann mehr einer sich auftürmenden Gewitterwolke. Oft folgten ziemlich bald cholerische Ausbrüche.

Nicht selten predigte er vor seinen Explosionen Gebote: Geld sei da, um es zu sparen und zu vermehren. Jeder würde in seinem Leben selbst entscheiden, ob er Hammer oder Amboss sein wolle. Das gehöre zur Ordnung, und Entbehrungen machten stark. Das waren Vaters Lieblingssätze. Mit seinem Erscheinen breitete sich meist eine angespannte Atmosphäre im Hause aus.

Ich wusste nicht genau, warum, aber seit ich am Nachmittag Vaters blanken, weißen Po im Büro gesehen hatte und wie er zwischen den Schenkeln von Fräulein Prinz stand, kam er mir plötzlich nicht mehr wie der ferne, strenge und strafende Vater vor, sondern eher wie einer, der mein Freund werden könnte. An diesem Abend hatte ich überhaupt keine Angst vor meinem Vater. Ohne Launen, ohne Predigt setzte er sich zu uns an den Tisch. Er schaute mich freundlich an und lächelte in die Runde. Nach dem gemeinsamen Abendessen verabschiedeten wir uns von ihm. Ich lag noch keine Minute in meinem Bett, da öffnete sich leise meine Zimmertür und er kam herein. Papa sprach mit einer entspannten, ruhigen und fast liebevollen Stimme, wie ich sie selten vom ihm zu hören bekam. »Hast du Wünsche, mein Junge. Vielleicht eine Eisenbahn? Oder rote Rennautos, mit denen man um die Wette fahren kann?«

Hörte ich recht? Das war ein großer Tag in meinem jungen Leben. Mein Vater fragte mich, was ich mir wünsche! Mein Vater, der bei guter Stimmung gerne Scherze machte wie zum Beispiel: »Kinder, ich kann euch leider nichts kaufen, mein Portemonnaie hat sich schwer verletzt und liegt im Krankenhaus.« Mutter war im Haus diejenige, die für das Erfüllen von Wünschen zuständig war. Für sie war es jedes Mal ein nervenaufreibender Kampf mit Vater, ihm Geld abzuluchsen, damit wir mal wieder ein paar neue Kleider oder Schuhe bekamen. »Euer Vater ist eben krankhaft geizig! Und wenn sich das nicht bald ändert, werde ich ihn verlassen!«

Ich sagte Vater, dass ich gerne beides hätte: eine Eisenbahn mit einem Hauptbahnhof und mehreren Doppelgleisen und eine Carrera-Rennbahn. Vater überlegte und sagte nach einer kurzen Pause: »Gut, Junge, sollst du haben, aber höre genau zu: Du hast heute Nachmittag nichts gesehen. Geht das klar!?« Dann sagte Vater noch ganz leise, dass er Mutter liebe und dass er sie nie verlassen werde. Ich erwiderte, dass ich nichts anderes gesehen hätte als Boogie, mit dem ich in den Feldern bis hoch zu den Weinbergen spaziert bin. »Und nun haben wir zwei ab heute unser Geheimnis. Bei John Wayne heißt das: von Mann zu Mann, verstanden, Junge?«

Es war ein wirklich großer Tag für mich, geradezu paradiesisch. Ich teilte mit Mutter Geheimnisse und jetzt auch mit Vater, der mich bisher eher als Schwächling bezeichnet hatte. Vater wünschte mir eine gute Nacht, und als er gerade mein Schlafzimmer verlassen wollte, rief ich ihm noch leise hinterher, dass da noch ein Wunsch sei: ein Legobaukasten! Man musste die günstige Stunde doch nutzen, schon morgen konnte wieder alles ganz anders sein, und in zwei Tagen würden Mutter und mein Bruder Richard aus Teneriffa zurückkehren. Vater blickte mich jetzt etwas strenger an, stöhnte ein wenig und sagte: »Also gut, wenn es sein muss, noch ein Legobaukasten. Aber dann reicht es. Alles Weitere nennt man Erpressung!«

Kaum hatte Vater mein Zimmer verlassen, öffnete sich wieder die Tür. Wie jeden Abend bat meine Schwester um Einlass in mein Bett, wobei sie ihre Bettdecke schon immer gleich mit dabei hatte. Allein in ihrem Zimmer könne sie keinen Schlaf finden. Zu viele Schattengestalten würden dort um ihr Bett herumschwirren. Meistens machte ich ihr dann auch ein Plätzchen in meinem Bett frei. Kaum lag sie neben mir, da war sie auch schon eingeschlafen, keine Spur mehr von dunklen Gestalten. Tagsüber, beim gemeinsamen Spielen, konnten wir urplötzlich in einen Streit geraten, mit Messer und Schaufel aufeinander losgehen und uns gegenseitig den Tod wünschen. Aber abends, wenn es dunkel wurde, gab es nur noch ein Bestreben: ein gemeinsames, friedliches Einschlafen.

Als ich heute meine Schwester neben mir liegen sah, weckte ich sie, um sie zu fragen, ob sie im Moment einen Wunsch hätte, den ich ihr erfüllen könnte. Im Halbschlaf murmelte sie etwas von einer neuen Jeans. Sie solle nicht so bescheiden sein und sich doch dazu noch ein hellgrünes Sommerkleid wünschen. Langsam wurde sie etwas munterer und fragte, was mit mir los sei, ob ich wohl spinnen würde. Ich antwortete, dass ich nicht nur krank und schwächlich sein könne, sondern im Moment über besondere Kräfte verfüge, und dass ich ihr dadurch manchen ihrer Wünsche erfüllen könne. »So, so«, erwiderte sie, »wer es glaubt, wird selig«, und schlief kurz darauf wieder ein.

Als ich am nächsten Tag von der Schule kam, sah es in meinem Zimmer aus wie an Weihnachten. Alle Geschenke, die mir Vater versprochen hatte, lagen hübsch aufgetürmt dort. Auch die Jeans und ein Sommerkleid für mein Schwesterchen waren dabei, die mich voller Respekt anschaute, als ich ihr die Sachen überreichte.

So etwas kommt in den besten Familien vor

An dem Tag, an dem Vater meine Mutter und meinen Bruder Richard vom Flughafen in Frankfurt abholte, durften wir Kinder länger aufbleiben, um die Heimkehrer zu empfangen. Wir versammelten uns alle im Wohnzimmer, als Mutter plötzlich mit klaren Worten Vater anging: »Du riechst nach dem Parfüm von Fräulein Prinz!« Ohne eine Pause fügte sie sofort den zweiten Satz hinzu: »Du hast ein Verhältnis mit ihr!« Danach kehrte Stille im Wohnzimmer ein, eine unglaublich beängstigende Stille.

Vater fragte Mutter mit ungewohnt schwachem Ton, wie sie wohl auf eine solche Idee käme. Dabei wusste er doch, dass Mutters Geruchssinn rekordverdächtig war. Alle in unserer Familie wussten das. Mutters Nase übertraf die von Boogie bei Weitem. Warum hatte Vater das nicht bedacht bei seiner Exkursion in das Revier seines ältesten Sohnes? Weil Papa ein Sklave der biologischen Naturgesetze war, allzeit getrieben, von Schwellung zu Schwellung zu eilen, immer besamungsbereit. Dazu hatte ihm die Natur noch ein sympathisches Gesicht gegeben, ein überaus charmantes Lächeln und eine energiegeladene Ausstrahlung. Dies alles waren Eigenschaften, von denen sich die weibliche Gattung offenbar angezogen fühlte, um sich dann etwas später auszuziehen. Biologische Naturkonstanten – wie wir diese bewerten, das unterliegt unserer Moral. Der große Filmregisseur Luis Bunuel sagte zu diesem Thema einst, an seinem dreiundsiebzigsten Geburtstag: Endlich sei es vorbei mit der fremdbestimmten Triebhölle, endlich sei er erlöst; erst jetzt könne er beginnen, wirklich gute Filme zu drehen.

Von mir wusste Mutter nichts. Auf mich konnte sich Vater verlassen. Ich petzte nie. Die Eisenbahn und Rennautos konnte er auf keinen Fall zurückfordern. Richard rannte sofort zum Telefon und rief seine Verlobte an. Wo vor Sekunden noch ein Teneriffa-Braun die Gesichtsfarbe meines Bruders bestimmt hatte, war jetzt nurmehr versteinerte Blässe. Richard legte den Hörer auf. Ja, habe sie gesagt, murmelte mein Bruder in den Raum, und überhaupt wolle sie sofort die Verlobung auflösen. Franz, mein Freund auf der anderen Seite des Zauns, sah bestimmt schon den Rauch aus unserem Schornstein aufsteigen. Ein großer Rauch aus Melancholie, Wut, Zorn, Verletzung, Eifersucht und Demütigung. Im Moment hatte sich die Lebensfreude um Lichtjahre von meinem Zuhause entfernt.

Der uralte Vater-Sohn-Konflikt begann zu brodeln, alles an Nicht-Ausgesprochenem benötigte nur Sekunden, um eine Sprache zu finden: die Körpersprache. Schläge wechselten sich ab mit Schreien, merkwürdigen Gesängen, gegenseitigen Beschuldigungen und skurrilen Tänzen. Dieser Reigen war an diesem Abend die Poesie in unserem Wohnzimmer, dort, wo mir Mutter sonst immer aus den Büchern die große Literatur vorlas, mit ihrer Zigarette in der rechten Hand, und wo ich sie manchmal fragte, warum meine Hände und Füße und mein Bauch immer so schmerzten.

Vater holte aus, um mit seiner rechten Faust in das Gesicht meines Bruders zu schlagen. Doch der, geübter Rock 'n' Roll- und Twisttänzer, verfügte zu seinem Glück über eine Körperschnelligkeit, die ihn vor diesem Hieb unseres Vaters rettete. Vaters Faust landete mit einem lauten Knall in der Wand, in der ein großes Loch entstand, umrundet von seinem Blut. Der Schlag war von einer solch unfassbaren Gewalt, dass Vater sich dabei seine rechte Hand brach. Hätte er meinen Bruder getroffen, wäre sein Gesicht bestimmt für den Rest seines Lebens davon gezeichnet gewesen. Mutters Auftritte bestanden aus ständigen Zwischenrufen wie: »Aufhören!«, »Seid ihr wahnsinnig?«, »Wollt ihr euch umbringen?« Um endlich wieder zu Sinnen zu kommen, mussten sich die beiden offenbar in ihre Körper zurückprügeln. Unsere Familienpartys glichen meist Tragikomödien, einer Mischung aus Königsdramen und Familie Feuerstein. Minuten später stand bereits die Polizei Sturm klingelnd vor der Haustüre. Die Nachbarn hatten sie gerufen, alarmiert von dem Geschrei bei uns, und jetzt bildeten sie eine neugierige Traube vor unserem Haus.

Das Ergebnis der Ausschweifung: Vater hatte eine gebrochene Hand, Richard war ungeheuerlich gekränkt und hatte keine Verlobte mehr, mein Schwesterherz und ich waren reichlich beschenkt und unsere Nachbarn bestens unterhalten worden. Am Morgen danach sprach Mutter Fräulein Prinz telefonisch die Kündigung aus und empfahl ihr für die Zukunft, ein weniger billiges Parfüm zu benutzen. Meinem Bruder Richard warf Mutter schlechten Geschmack und mangelnden Instinkt für Frauen vor. Im Übrigen hätte sie Fräulein Prinz nur auf sein Drängeln und Bitten hin als Sekretärin angestellt. Und Mutter fragte Vater, ob er gedenke, bei dieser niveaulosen Schlampe zu bleiben, und vorhabe, seine ganze Familie zu ruinieren. Im gleichen Atemzug drohte sie ihm, dass sie sich auf der Stelle von ihm trennen würde, wenn er die Sache mit seinem Schwanz nicht unter Kontrolle bekäme. Das sei ihre letzte Verwarnung, ihr allerletzter blauer Brief, den er von ihr erhalten würde. Darauf bat Vater meine Mutter inständig um Verzeihung, flehte sie an zu bleiben und ihn nie zu verlassen. Tränen waren bei dieser Art Gespräche immer im Spiel.

Meine Eltern lebten eine Liebe, über der stets das Damoklesschwert der Trennung schwebte, es gehörte dazu, sie hätten aber zeitlebens nicht voneinander lassen können. Bei all den

Unterschieden in ihrem Wesen, bei all den Kriegen, die sie miteinander führten, gab es tiefe Momente zwischen ihnen, in denen sie sich einfach über ihr einmaliges und gemeinsames Leben freuten. Und so produzierten sie mit ihren Kindern oftmals spannende Unterhaltung für unsere kleine Stadt. Unsere Familienaufführungen befriedigten jedenfalls das Klatsch- und Tratschbedürfnis unserer Umgebung bestens. Ich hatte sogar einmal die Idee, mich als Circusclown zu verkleiden und mit einer Klingel in der Hand Eintritt von den Nachbarn zu verlangen. Meine Schwester hielt mich von diesem Vorhaben ab.

Manchmal überkam mich allerdings auch die Frage, warum ich gerade hier in dieser tragisch-komischen Familie gelandet war, noch dazu mit ständigen Darmkrämpfen und den nicht zu beschreibenden brennenden Schmerzen in meinen Gliedern. Manchmal steckte mir meine Familie wie eine Gräte im Hals.

Ein beschränkter deutscher Mann

Es war vor über sechs Jahren, da bestellte Mara beim Kellner vier Stückchen Sachertorte. »Was soll das, willst du mich mit Schokolade vergiften?«, fragte ich sie. Mit ihrem bezaubernden Lächeln und ihrer eigentümlichen Art, Deutsch zu sprechen, die so klingt, als ob die Wellen des Atlantiks, die auf die Küste ihrer argentinischen Heimat zurollen, hektisch Salsa tanzen würden, antwortete sie: »Ein Stück für dich, eines für Großvater, eines für mich und das kleine Stückchen für unsere Tochter.« Von jetzt auf gleich war mein Gesicht weiß. Ich nahm Mara an der Hand und ging mit ihr vor die Tür des Kaffeehauses. »Hör mir genau zu: Ich will kein Kind. Ich komme aus einem Familienbiotop, das der Alptraum schlechthin war. Familie ist für mich die unsinnlichste Lebensform, die sich der Mensch geschaffen hat. Sie ist ein Gefängnis, eine ekelhafte Zweck- und Angstgemeinschaft. Liebste Mara, denke doch nur an die unzähligen Urlaubsorte, wo diese Spezies mit ihrer dumpf-aggressiven Ausstrahlung anzutreffen ist. Er und sie haben sich seit Jahren nichts mehr zu sagen, und dazu kommt noch das nervende Kindergeschrei. Jede Kleinfamilie kommt früher oder später auf den Hund. Das Erste, was verkommt, ist die Sexualität. Alles bekommt einen abgestandenen Geschmack. Und nachdem sich alle alles gegenseitig verdorben haben, trennen sich die, die es sich leisten können. Die anderen bringen sich gegenseitig um.«

Nach meiner verzweifelten, sehr einseitigen Rede, war ich erst einmal außer Atem. Ich war so geschockt, dass ich mich gar nicht mehr beruhigen konnte. Einige Gäste, die gerade das Kaffeehaus betreten wollten, schauten mich und Mara äußerst irritiert an. Als wir wieder allein vor der Eingangstüre standen, entlud sich Mara in ihrem Temparement: »Du beschränkter deutscher Mann, du«, rief sie in unüberhörbarer Lautstärke, »in meinem Land spricht man schöne Dinge und küsst vor Freude den schwangeren Bauch einer werdenden Mutter. Bei uns ist das ein Ereignis, es wird gefeiert und getanzt. Ein neues Leben ist ein neues Fest. Ich bringe dieses Kind auf die Welt. Und wenn es sein muss, auch ohne dich, du wahnsinniger Egomane!«

Heute ist meine kleine Familie mein Ein und Alles, meine Tochter die große Liebe meines Lebens. Am besten fragt eine Frau den Mann erst gar nicht, ob er Vater werden will oder nicht. Unsere Tochter ist jetzt sechs Jahre alt, und besonders schätze ich das Ritual unserer sonntäglichen Erzählstunde, bei der sie alle Fragen stellen kann, die sie will, und Papa dann drauflos erzählt – wobei ich mich selbst immer ein wenig in der Rolle wiedererkenne, die mein Onkel in meiner Kindheit für mich spielte.

Onkel Walter Kahn

Wenn Onkel Walter Kahn, der meinen Eltern bei der Flucht aus dem Osten geholfen hatte, seinen Besuch anmeldete, war ich schon Tage vorher in höchster Aufregung. Mutter sagte immer, seit sie Onkel Walter kenne, lebe er immer in den Sternen und Atomen. Onkel Walter war Professor der Astronomie und Philosophie, hatte schneeweißes langes Haar und konnte Gegenstände wie Murmeln in seinen Ärmeln verschwinden lassen, um sie im nächsten Moment in seiner Hand wieder auftauchen zu lassen. Er hatte eine vollkommen ruhige und sanfte Stimme, ganz im Gegensatz zu Vaters lautem Sächsisch. Stundenlang konnte ich seinen Erzählungen lauschen. Manche von seinen Gedanken verstand ich zwar nicht ganz, aber das war egal.

Manchmal – ich war noch nicht auf dem Internat – nahm Onkelchen mich bei der Hand und spazierte mit mir am frühen Abend durch die Felder, die direkt hinter dem Garten unseres Hauses lagen. Als eine Katze blitzschnell den Weg kreuzte, schloss Onkel Kahn die Bemerkung an, dass es ganz viele Menschen gebe, die ihr wahres Leben nicht wagen würden, obwohl es immer nur ein Katzensprung entfernt liege. Dann zeigte er auf die Bäume, auf die unzähligen Blumen, die auf den Feldern wuchsen, und er sprach vom Wesen des Windes. Dabei zitierte er ein wenig theatralisch eine Zeile von Goethe: »Schicksal des Menschen, wie gleichst du dem Wind.«

Ich fragte Onkelchen, ob es stimme, dass Gott diese ganze Welt gezaubert hätte, und wenn ja, warum er mich so oft mit diesen furchtbaren Schmerzen krank werden ließ. »Jeder Mensch auf dieser Erde hat sein genetisches Wehwehchen«, lautete seine Antwort. Man könne an einen Gott glauben, wenn man wolle. Man könne sich diese wunderschöne Natur, in der wir uns beide gerade befänden, auch als einen Liebesbrief Gottes an die Menschheit vorstellen. Aber für ihn als Wissenschaftler gebe es diesen Gott, so wie die Religionen ihn verkünden, nicht. In seiner Welt existierten kleinste Teilchen wie Atome und Zellen, und das seien die Grundelemente, aus denen für ihn das Leben bestehe. »Und jedes Atom«, fuhr der Onkel fort, »das heute in deinem Körper ist, war vor deiner Geburt bereits Gast in anderen Sternen und anderen Körpern.« Ich kam aus dem Staunen und Wundern nicht mehr heraus. Über diese aufregenden Dinge hatte ich bei uns zu Hause noch nie gehört.

Es war dunkel geworden, und der Onkel und ich liefen zurück nach Hause. Am nächsten Tag endete sein Besuch leider wieder. Am Heidelberger Bahnhof verabschiedeten wir ihn. Nachdem Mutter, Vater und meine Schwester ihn alle gedrückt und geküsst hatten, flüsterte mir der Onkel noch schnell ins Ohr: »Man kann niemanden etwas lehren, man kann ihm nur helfen, es in sich selbst zu finden.« Ob dieser Gedanke von ihm sei, den er mir eben ins Ohr geflüstert habe, rief ich ihm mit leiser Stimme nach. »Nein, das war Galileo Galilei, und das hat er vor Hunderten von Jahren gesagt. Pass gut auf dich auf, mein Junge.«

Am gleichen Abend noch strich ich das Gebet »Ich bin klein, mein Herz ist rein, darf niemand drin wohnen als Gott allein«, das ich bisher jeden Abend kurz vor dem Einschlafen heruntergerasselt hatte im Glauben, dass Gott mir endlich die Schmerzen nehmen würde, aus meinem Leben. Als ich am nächsten Tag Vater mitteilte, dass ich in Zukunft auf das Beten vor dem Schlafengehen verzichten wolle, antwortete er nur, dass ihm das egal sei. Sie hätten schon im Osten keinen Gott gehabt, also hätten sie auch keinen nach Süddeutschland mitgebracht. Seinem Verständnis nach sei Geld das Maß aller Dinge, es infiziere alles, verwandele alles, korrumpiere alles: Glaube, Liebe, Ehre, Hoffnung.

»Statt zu beten«, flüsterte ich meiner Schwester Manuela beim nächsten Mal vor dem Einschlafen ins Ohr, »werde ich lieber eines Tages ein Forscher wie Onkel Kahn. Und dann werde ich eine Medizin erfinden, mit der ich meine ständigen Schmerzen für immer heilen werde.« Am nächsten Tag auf dem Schulhof berichtete ich auch Baha vom Besuch meines Onkels und wie fasziniert ich von ihm sei. »Ich werde nun einiges in meinem Leben ändern.« Ich erzählte ihr, wie oft ich zu Gott gebetet hätte, in der Hoffnung, er möge mich von meinen Schmerzen befreien. Aber nichts hatte sich an meinen Zuständen verändert. Gott hatte sich überhaupt nicht um mich gekümmert. Wie auch? Er hatte sich ja nicht einmal um die Nöte seines eigenen Sohnes geschert. Gott habe sich sicherlich mit dieser Welt übernommen, und deshalb habe er für sie und mich und seinen Sohn einfach keine Zeit.

Stocktanz auf Fingern

Die meisten unserer Lehrer in der Volksschule hatten »Hitlers Weltreisen« hinter sich, erschöpfte Soldaten, jetzt lehrende Polizisten, die noch im Stile der schwarzen Pädagogik unterrichteten. Der Lehrer Pfeiffer hatte folgende Erziehungschoreografie im Programm: Als ich einmal wegen ein wenig zu viel Energie und Lebensfreude auffällig wurde, zitierte er mich mit strengem Blick in die Ecke. Ungefähr zehn Minuten ließ er mich dort stehen. Dann befahl er mir, mich neben sein Pult zu stellen, und er fuhr mit dem Unterricht fort, als stünde gar niemand neben ihm. So stand ich neben Pfeiffer und wusste überhaupt nicht, warum ich neben ihm stehen musste. Plötzlich pfiff er einen schrillen Pfeifton, der sich wie eine Polizeisirene anhörte, und in der nächsten Sekunde landete blitzschnell eine Ohrfeige in meinem Gesicht. Danach verwies Pfeiffer mich Gedemütigten auf meinen Platz zurück. Nach diesem heimtückischen Attentat stand Pfeiffer die Genugtuung deutlich ins Gesicht geschrieben. Wie sollte man bei solch terroristischer Angstmacherei Spaß und Lust am Lernen entwickeln?

Ein anderer Volksschullehrer favorisierte den »Stocktanz auf Fingern«, so wie er schon in den preußischen Volksschulen gehandhabt wurde, die sogenannte Rohrstockpädagogik. Eine Lektion bestand aus zehn Schlägen auf die Fingerkuppen. Als ich wieder einmal an der Reihe war, konnte ich die Schmerzen nur ertragen, weil Bahas mitfühlender Blick mich die ganze Prozedur über begleitete. Sie gab mir die Kraft, diese Erniedrigung zu ertragen. Nach dem sechsten Schlag zog eine plötzliche Ruhe in mich ein, ich spürte nichts Irdisches mehr, Raum und Zeit lösten sich auf. Mir kam es dabei so vor, als könnte ich außerhalb unserer gewohnten Systeme sehen, denken und fühlen. Ich sah mich losgelöst von all den Dingen, in die wir Menschen unser Leben lang gefangen sind. Ich hörte das Nichts explodieren. Dabei war ich ganz in Bahas Blick vergraben. Je tiefer ich in ihre dunkelbraunen Augen schaute, umso mehr sah ich das Licht. Der Stocktanz war längst beendet, aber erst das Brüllen des Lehrers, ich solle sofort zurück auf meinen Platz gehen, brachte mich in die Wirklichkeit des Klassenzimmers zurück.

Während die Schmerzen in den Fingerkuppen bei meinen Mitschülern meist nach zirka zehn Minuten abgeklungen waren, hielten sie bei mir mehrere Tage an. Hatte das auch mit meinen eigenartigen Symptomen zu tun? Jedenfalls hielten diese mich auch davon ab, am Sportunterricht teilzunehmen. Die Folge war, dass mich meine Mitschüler immer als schwächliches Muttersöhnchen bezeichneten. Durch mein Anderssein war ich für sie von Anfang an ein Fremder, den man mit bösartigen Vorverurteilungen belegte und aus der Gemeinschaft ausstieß. Einmal fragten mich Mitschüler, ob ich zu Hause nicht genug zu essen bekäme, ich sähe aus wie ein weißes Biafrakind. Andere meinten, ob sie mich direkt aus dem KZ in den Unterricht geschickt hätten. Diese dummen Vergleiche hatten die Schüler sicher zu Hause in ihren Familien aufgeschnappt und in die Klasse mitgebracht. Zu allem Überfluss war ich auch noch Linkshänder, den man mit Schlägen dazu bringen musste, mit der rechten Hand zu schreiben, und hatte eine Legasthenie entwickelt – weitere Gründe, die meinen Mitschülern Anlass gaben, mich zu hänseln. (Noch bis in die Mitte der achtziger Jahre hinein wurden fast alle Linkshänder umgeschult, da man Linkshändigkeit als eine Art Krankheit verstand; der linken Hand waren eher »unreine Tätigkeiten«, wie die Säuberung des Hinterns oder die Verrichtung gewisser sexueller Handlungen, zugeordnet.) Auch meine beste Schulfreundin Baha wurde als indisch-deutsches Mischlingskind ständig geärgert. In der Schulhof-Hierarchie standen Baha und ich ganz unten.

Nach meinen Stocktanz-Strafen wollte auch das Zittern meines Körpers oft gar nicht aufhören. Erst als ich in der großen Pause mit Baha über den Schulhof spazierte, beruhigte er sich langsam. Baha ergriff manchmal meine Hand. Gemeinsam erschien uns die Welt als ein Kummerstern. In unserer Trauer sprachen wir darüber, dass man durch die Geburt dazu gezwungen würde, das ewige Paradies verlassen zu müssen, in dem es keine Schmerzen, keine schlagenden Lehrer und keine dummen Mitschüler gab. Eigentlich seien die Eltern schuld daran, dass wir auf diese Welt kommen mussten. Baha und ich waren uns einig, dass die Schule, so wie wir beide sie erlebten, ein Ort sei, an dem das Gehirn mit Schwachsinn angefüllt wurde, und dass die meisten unserer Lehrer wie auch Mitschüler nichts als gelben Brei in ihren Köpfen hätten. Warum nur ist man als Kind so ohnmächtig seinen Eltern, Lehrern und Krankheiten ausgeliefert, fragte Baha, die sich für uns beide nur eines wünschte: Flügel. »Wir werden heute Nachmittag etwas Schönes machen«, sagte Baha einmal, mein Engel in dieser Zeit, kurz bevor die Schulklingel das Ende der Pause verkündete, »wir werden gemeinsam in den Zirkus gehen.« Sie habe von ihrer Mutter gestern ihr Taschengeld für diese Woche bekommen, und das würde für zwei Zirkuskarten reichen.

Noch heute überfällt mich eine große Wut, wenn mir meine Tochter erzählt, dass ihre dunkelhäutige Freundin von einigen in der Klasse als jemand bezeichnet wird, der »falsch geboren« sei.

Havelhöhe Station 15

Wie selig kann manchmal das Vergessen sein. In den letzten Monaten hat es plötzlich keine Veränderung meiner Nierenwerte mehr gegeben, das Kreatinin blieb konstant, und langsam dachte ich nicht mehr daran, dass meine Nieren überhaupt krank sind. Die Ängste verschwanden und damit waren auch die plagenden Gedanken vergessen, was wohl nach dem Ausfall meiner Nieren alles passieren würde. Vielleicht hat mein Körper ja einen Weg gefunden, mit einer reduzierten Nierenleistung zurechtzukommen, dachte ich mir. Bliebe alles so, dann müsste ich Maras großherziges Angebot nicht annehmen. Ich bat unser Schicksal inständigst darum.

Als ich aber heute das Krankenhaus verlasse, haben sich meine Nierenwerte niederschmetternd verschlechtert. Mit einem Schlag sind alle Ängste zurück, weit schlimmer als vorher. Ich kann mich so niemandem mehr aus meiner Umgebung zumuten. Ich werde mich selbst in die psychosomatische Abteilung der Klinik Havelhöhe einweisen.

Tagebuch, 1. Tag

Da sind sie also wieder, diese Angstzustände, und jetzt bekomme ich sie nicht mehr unter Kontrolle. Sie bedrängen mich mehr und mehr. Ich habe alle geplanten Projekte abgesagt. Wenn es hier im Krankenhaus zu leise ist, höre ich nur mein Herz panisch schlagen und denke, dass es jede Minute explodieren könnte. Dieser Gedanke macht mir noch mehr Angst. Wann hört das alles endlich auf? Die Angst wird durch meinen Kreatininwert ausgelöst, der auf fünf gestiegen ist. Bei sieben ist Schluss, dann können die Nieren nicht mehr arbeiten, und der Körper wird vergiftet. Den ganzen Tag kreist die Angst in meinem Kopf. Und am Abend lässt sie mich nicht einschlafen. Und weil ich nicht schlafen kann, habe ich noch mehr Angst, dass mein Herz explodiert, weil es so schnell schlägt. Also nehme ich Schlafmittel, die ich mein ganzes Leben lang gehasst habe, weil ich mir nicht von Tabletten bestimmen lassen möchte, wann ich schlafe. Aber die Angst entlässt mich dennoch nicht. Beim Schwimmen im Schlachtensee denke ich, ein großer Wels könnte mich in die Tiefe ziehen, meine Angst flüstert mir zu, dass ich schnellstens aus dem Wasser heraus sollte.

Ich brauche professionelle Hilfe. Die Natur rund um das Klinikgelände ist der Grund, warum ich mich für dieses Krankenhaus entschieden habe. Von meinem Zimmer aus kann ich auf die Havel schauen. Das fließende Wasser beruhigt mich, manchmal nimmt das Wasser die Angst mit sich bis ins Meer. Ich beobachte von meinem Fenster aus, wie der Tod mit Trauer in seinen Augen die Ente sanft in die Havel legt und ihr so lange nachschaut, bis das Wasser sie mit sich fortgenommen hat in Richtung Ewigkeit. Heiße Sommertage und -nächte gibt es in diesem Jahr. Von meinem Zimmer aus kann ich auch auf das Gebäude der Geburtsstation sehen. In der Nacht höre ich bei geöffnetem Fenster die Gebärschreie von mindestens vier Müttern … wie ein Rudel heulender Wölfinnen. Warum kommt neues Leben mit solchen Schmerzen auf die Welt? Und dann wird das Leben mit Angst beladen, bevor es drei Stationen von hier wieder geht, im Sterbebau für die unheilbar Erkrankten.

Während ich an diesem Ort bin, muss ich die Kraft wiederfinden, mich selbst von den verdammten Tabletten zu entziehen. Ich frage den Arzt, meine Freunde und den Mann an der Bar im Restaurant der Klinik, wie lange man ohne Schlaf überleben kann. Der Arzt sagt, man würde schon aus Erschöpfung einschlafen. Er tröstet mich. Wird er ein

Schmetterlingsnetz haben, mit dem er meine Angst einfangen kann?

Meine Mitpatienten sind alle verdammt jung, zwischen sechzehn und zwanzig Jahre alt. Es heißt, einige seien von autistischen Störungen geplagt, redeten kein Wort, seien aber perfekt am Computer. Andere sind Borderlinepatienten, die reden völlig überdreht. Gespenstige Stimmung herrscht am Abend auf dem Balkon, wo wir alle sitzen. Ich habe Gedichte vorgetragen, die jungen Mitpatienten schauen mich an, als sei ich von einem anderen Stern, und das Meer wird bald Hausbesuche machen.

Wieder in meinem Zimmer allein, warte ich darauf, dass ich einschlafen kann. Es geht nicht, und ich greife zu dem pharmazeutischen Schlafgift. Ich muss endlich meine innere Unordnung in Ordnung überführen.

Tagebuch, 2. Tag

Ich habe kaum geschlafen, nur mit diesem verfluchten Schlafmittel. Mein Körper gleicht dem eines zitternden Windhundes. Ich erzähle dem Arzt ständig die gleichen Dinge, ich werde müde von mir selbst.

Tagebuch, 4. Tag

Wieder habe ich nicht ohne Tabletten schlafen können. Mara besucht mich. Sie kühlt meinen Angstkopf einfach durch ihre Anwesenheit, so wie Mutter und die Kindermädchen damals meinen fiebrigen Körper mit rohen Kartoffelscheiben kühlten. Wenn ich hier entlassen werde, werden Mara und ich endlich unsere Untersuchungen beginnen, die klären werden, ob ihre Niere in meinen Körper passt, ob ihre Niere mein Gift aus meinem Körper schaffen kann. Ich weine und bedanke mich bei Mara, und sie sagt, dass das mit der Niere und uns beiden schon gut gehen werde. In Mara ruht eine Kraft, die stärker ist als jeder Glaube an einen Gott. Sie küsst mich auf die Stirn.

Ich sitze auf der Bettkante und will mit ihr sprechen, aber ich kann nicht. Was ist das? Ich will sprechen, aber ich kann nicht. Nur ein Stottern kommt aus meinem Mund. Noch nie ist mir so etwas passiert. Ich kann nicht mehr sprechen. Ist das der Beginn eines Schlaganfalls? Der Arzt beruhigt mich. Auf diesen Zustand hat die Angst gewartet und schlägt erneut mit Panik auf mich ein. Ich zittere wieder, mein Herz schlägt schneller, als mein Blut fließen kann. Ich kann nicht mehr sprechen, ich weine, ich gehe mit Mara durch den Park, ich bringe sie zum Wagen. Als sie losfährt, will ich nichts lieber als mitkommen, hinaus in die Welt. Bringt mich doch endlich an einen Ort ohne Angst.

Tagebuch, 6. Tag

Bin ich bereits so weit, Parfüm zu faxen? Meine Sprache versagt noch immer, die Worte fließen nicht aus meinem Mund, wie ich es will. Ich bin aber ruhiger heute, und der Besuch des Arztes tut mir gut. Am Nachmittag bin ich wieder am Wasser. Wenn mein Sprechen nicht mehr wiederkäme, wenn mich meine Sprache verließe, denke ich, wer bin ich dann noch?

Tagebuch, 8. Tag

Ich schlafe wenig, brauche aber keine Tabletten mehr, und auch die Sprache ist zurück. Ich fühle mich bereits wie vor einem baldigen Sieg. Es kommt darauf an, die Behauptungskraft zurückzugewinnen, sagt mein Arzt bei der Morgentherapie. Ich rede mit ihm über meine Kindheit, meine alten Verhaltensmuster und meine Krankheit, darüber, dass die Grenzen unserer Erfahrungen häufig leider auch die Grenzen unserer Weltwahrnehmung seien. Die Krankheiten kränken und hindern uns, unser Leben so zu leben, wie wir es spontan wollen, erwidert der Arzt, aber andererseits seien sie eine Chance, uns zu besinnen und darüber nachzudenken, was

Innehalten

wir eigentlich in unserem Leben erreichen wollen. Ebenso erinnere uns der Gedanke an den Tod daran, dass unser Leben sehr begrenzt ist, und so könne der Tod zum Lehrmeister für ein bewusstes Leben werden. Im Gegensatz zum Tier habe der Mensch die Möglichkeit, sich weiterzuentwickeln, aber diese Entwicklung geschehe oft nicht von allein. Sie bräuchte einen Architekten, der für diese Weiterentwicklung die Verantwortung übernähme. Seine Aufgabe als Arzt und Therapeut sei es nun, diesen Architekten in uns zu erwecken und zu entwickeln, ihn uns also erst einmal bewusst zu machen, sodass er langsam beginnen kann, uns herauszufordern, und wir ihm immer mehr Handlungsspielraum übergeben.

Ich freue mich, dass ich ohne Tabletten habe schlafen können, und laufe nach dem Gespräch mit dem Arzt etwas beruhigter an der Havel entlang. Dabei läuft die Zeit wie ein unsichtbarer Gefährte neben mir her. In ein paar Jahren, wenn ich älter sein werde, wird die Zeit mich beim Spaziergang ständig überholen und ich werde immer weiter zurückbleiben, und eines Tages wird die Zeit weitergehen und sich nicht einmal mehr nach mir umdrehen, nur in meinem Gedächtnis wird ein Stück von ihr gefangen bleiben und dort summen, wie in einem Bienenstock.

Tagebuch, 10. Tag

In der Nacht habe ich alle Unter- und Oberwelten abgegrast und dabei nur eine Gottheit gefunden: die heißt Leben. Vielleicht gibt es Verstorbene aus der Familie, die durch meinen Körper wandern und aus Hass und Neid oder zu ihrer Stärkung meine Nieren fressen, Verstorbene aus einer Ahnenkette, deren letztes Glied ich bin. Oder habe ich meine Krankheiten inklusive anderer Defekte nur der ungelenken Evolution zu verdanken? Ich resümiere mein bisheriges Leben von Augenblick zu Augenblick. Selbst wenn mein Name eine Million

Mal gedruckt worden wäre, es wäre kein Mittel gegen den Tod. Wie man fällt, ohne sich dabei dauernd zu verletzen, das ist die Kunst.

Tagebuch, 12. Tag

Ich schlafe ohne Tabletten, es geht aufwärts, ich habe die Abhängigkeit einigermaßen bekämpft. Manchmal spielt die Angst sich noch ein wenig auf. Ich erinnere mich an das phantastische Wesen in Platons *Gastmahl*, das zwei Köpfe und vier Beine hat und das Zeus in zwei Hälften schneiden ließ. Die eine Hälfte wurde Mann, die andere Frau, und seither suchen die beiden Hälften sich vergeblich. Mara ist zu Besuch, sie ist wundervoll, sie will mir eine ihrer Nieren schenken.

Tagebuch, 15. Tag

Das junge Mädchen war in einer psychiatrischen Institution, bevor sie hierher gekommen ist. Sie erzählt mir, dass man sie als schizophren diagnostiziert hat, nur weil sie unter anderem glaubt, dass sie sich in eine hohe, rankende, grüne Pflanze verwandeln könne, die jeden Tag der Sonne entgegenwächst. Sie drückt das vor meinen Augen durch sonderbare, langsame, sich windende Bewegungen ihres Körpers aus. Zuerst bewegt sie ihre Füße, dann die Beine und den Rumpf und schließlich ihre Arme, die sie in Zeitlupentempo über ihren Kopf emporhebt. Sie fühle sich gut, wenn sie mit ihrem Tanz verschmilzt, dessen Zeuge ich eben gewesen bin. Sie dankt mir herzlich. Das Bedürfnis nach einem Zeugen für das eigene Dasein ist bestimmt eines der tiefsten menschlichen Bedürfnisse, denke ich mir.

Tagebuch, 17. Tag

Die Körperübungen, die ich mehrere Stunden am Tag mache, fördern mein Gleichgewicht. Bei der Musiktherapie improvisiere ich am Xylophon, sodass ich ganz in der Musik aufgehe und meine Gedanken zur Ruhe kommen. Ich fühle endlich wieder und werde immer besser darin. Die schrecklichen Tabletten habe ich besiegt und schlafe mittlerweile wieder ganz gut ohne sie. Auch das Entspannungstraining tut mir verdammt gut. Mara, die Mitpatienten und die gesamte Atmosphäre, vor allem aber der wunderbare, sensible Arzt haben mir die Panik genommen und mich aus der Unterwelt zurück ans Tageslicht geholt. Im Aufenthaltsraum liegen Journale, und ich habe wieder Lust, in ihnen zu blättern. Dabei lese ich ein Interview des Schriftstellers Martin Walser, der davon erzählt, was er so brauche, und das sei Geld, Gesundheit, Ruhe, Frauen, Wechsel, Beliebtheit, Verabredungen, etwas Ruhm, etwas mehr Ruhm, allen Ruhm … und einen neuen Bademantel. Den hat mir Mara gestern bei ihrem Besuch mitgebracht, und der ist so kuschelig weich, dass ich mich absolut in ihm geborgen fühle und ihn überall trage.

Tagebuch, 19. Tag

Der innere Aufruhr hat sich gelegt, weitere Beruhigung finde ich in den morgendlichen Vorträgen, die der Arzt hält. Die Patienten der Station lauschen und erzählen von ihren Befindlichkeiten. Und sie erzählen von ihrem inneren Architekten, der die Arbeit aufgenommen habe, um neue Räume und Wohnungen in ihnen zu bauen. Neben mir sitzt ein Herr in meinem Alter, der so stark nuschelt, dass man dabei schwer seine Herkunft heraushören kann. Eine Frau in der Runde fragt ihn aus Neugier, welche Nationalität er habe. Er sei Trinker, antwortet er, und alle in der Runde lachen herzlich. Aber keine Sorge, fügt er hinzu, er habe den Entzug bald geschafft.

Alternativen

Aus der Klinik Havelhöhe entlassen, will ich mich noch einmal auf die Suche nach einer Antwort machen. Ich verbringe viel Zeit in den Wartezimmern der klassischen Medizin, immer in der vergeblichen Hoffnung, in dem von unserem Gesundheitssystem sorgfältig nach Fachärzten aufgeteilten Körper endlich etwas über die Ursachen zu erfahren, die meine Organe zum Streik veranlassen. Keiner der Kardiologen, Nephrologen, Neurologen kann mir über die Symptome hinaus etwas sagen. In letzter Zeit sind immer häufiger Hörstürze dazugekommen, kleine Infarkte im Ohr, wie es meine Hals-, Nasen- und Ohrenärztin gerne formuliert, und dazu schleicht sich langsam auch noch eine Schwerhörigkeit ein. Das Zuhören ist für mich immer anstrengender geworden, und ich rede lauter als nötig, was mir immer dann bewusst wird, wenn Leute am Nebentisch genervt zu mir herüberschauen.

Vielleicht, so denke ich mir, sind in meinem merkwürdigen Krankheitsfall gerade die Spezialisten der Medizin das Problem. Die klassische Medizin kann zwar sehr gut Auskunft über den Zustand der einzelnen Organe geben. Da aber Leben erst im Zusammenspiel aller Körperteile möglich ist und als Gesamtkunstwerk funktioniert, entgehen ihr womöglich die wahren Gründe einer Erkrankung, die nur im Gesamtblick auf das Multisystem Körper zu entschlüsseln ist.

Auf Anraten von Freunden, die auf alternative Heilmedizin schwören, versuche ich mein Glück bei einem Homöopathen. Auf die Frage, was mich denn zu ihm führe, zähle ich ihm die ganze Sammlung meiner körperlichen Merkwürdigkeiten auf. Sein Blick wird immer durchdringender, und plötzlich schießt es aus ihm heraus: »Mein Freund, das kranke Organ ist immer auch ein gekränktes Organ.« Nach dieser Satzkeule legt er mir in der Höhe meiner Nieren einen Metallgürtel um. Zwei Kabel, die an dem Gürtel befestigt sind, schließt er an ein Gerät mit vielen Knöpfen und bunten Lämpchen an. Als Nächstes drückt er mir zwei Metallstäbe in die Hände, die auch mit dem Gerät verbunden sind. Diese Stäbe solle ich so lange festhalten, bis es am Gerät klingeln wird. Er drückt den Startknopf. Wie man es von den thailändischen Weihnachtsbäumen aus Plastik kennt, beginnen die Lämpchen in unterschiedlichen Farben zu blinken, und manch merkwürdiger Ton kommt aus dem Gerät heraus. Zwanzig Minuten würde diese Energiezufuhr in meinen Körper hinein dauern, erklärt mir der Homöopath, und nach mehreren solcher Sitzungen an diesem »Tensor« werde sich mein Gesundheitszustand eindeutig ins Positive wenden und meine Energie im Körper ausgependelt sein. Später wolle er auch eine Resonanzfeldtherapie bei mir durchführen, um herauszufinden, wie viel Aufnahmekapazität meine Organe wirklich hätten. Auch eine zusätzliche Meridian-Organbehandlung sei bei mir dringend notwendig. Während ich immer noch an besagtem Tensor angeschlossen bin, legt der Arzt mir eine Broschüre aufgeschlagen auf den Tisch hin, die sich wie die Fünf-Sterne-Speisekarte eines exzentrischen Kochs mit den entsprechenden Preisen liest: Antlitzdiagnose, Irisdiagnose, Ozontherapie, Bachblütentherapie und so fort. All das würde eine befreundete Heilpraktikerin anbieten und sei als Ergänzung zu seiner Therapie dringend angeraten.

Für mich, den verzweifelt Suchenden, klingt das alles zunächst einmal sehr interessant. Aus dem Tensor kommt ein Sirenenton, der sich ähnlich anhört wie bei den Polizeiautos in amerikanischen Fernsehserien. Endlich kann ich die Stäbe aus meinen Händen legen, habe ich doch schon befürchtet, einen elektrischen Schlag zu bekommen, weil das Gerät ein wenig veraltet aussieht. Der Heilpraktiker nimmt mir den Metallgürtel vom Körper. Ich frage ihn als neugieriger Laie, was denn zum Beispiel eine Meridian-Organbehandlung sei. »Ich werde mit meinen Händen bestimmte Punkte an Ihren Fingern drücken, ebenfalls an Ihren Zehen, um eine Dynamisierung Ihres Meridiansystems zu beschleunigen. Dann werde ich noch meinen Handteller, genannt das Handchakra, an bestimmten geschwächten Körperstellen bei Ihnen auflegen. Ich glaube, das Problem bei Ihnen ist, dass Ihre Organe gestärkt werden müssen. Sie haben ja bereits gehört, dass ein krankes Organ auch immer ein gekränktes ist, und diese Kränkung sprengen wir gewissermaßen durch diese Energiezufuhr vom Organ ab. Zum Schluss werden wir dann auch noch Ihre Aura bestimmen.«

Ich kenne Aura bisher nur als einen Begriff, der die Ausstrahlung eines Menschen bezeichnet. Ich frage ihn also, was denn die Aura mit alternativer Medizin zu tun habe, woraufhin er sofort zu seiner Bibliothek eilt, um ein dünnes Büchlein herauszuziehen, auf dessen Umschlag sein Name gedruckt steht. Er blättert darin nicht ganz ohne Stolz und beginnt vorzulesen:

»Es gibt wenige Auserwählte auf dieser Welt, die bestimmt sind, die Aura eines Menschen mit ihren Augen sehen zu können. Und diese Auserwählten beschreiben unser Biofeld als eine schillernde, schwingende, in vielen Farben pulsierende Lichterscheinung. Dieses elektrostatische Feld der Lebewesen entsteht als Resultat elektromagnetischer Vorgänge, die sich aus den verschiedenen biologischen Prozessen in uns aufbauen. Diese Strahlendichte und der Strahlendruck werden bei einer Auratherapie ausgependelt und in einen Gleichklang gebracht. Dabei werden zu viele Erdstrahlen und zu viel Elektrosmog, der auf die Aura einwirkt, aus dem Körper entsorgt.«

Sein Vortrag endet mit der Versicherung, dass er vollkommen davon überzeugt sei, mich wieder auf die Beine zu bekommen und meine Nierenleistung, die im Moment bei fünfunddreißig bis vierzig Prozent liegt, wieder auf mindestens achtzig Prozent zu bringen. Zum Schluss verteufelt er ganz generell die klassische Schulmedizin und beschwört die Vorteile der chinesischen Heilmethoden. Meine Erkrankung würde zu den schwierigeren Fällen zählen, und deshalb solle ich doch gleich zwei Mal pro Woche zur Therapie erscheinen. Dadurch ließe sich auch der Preis für die Behandlungen etwas reduzieren, eine Art Wiederherstellungsrabatt sozusagen.

Als ich meinem Arzt im Krankenhaus davon berichte, dass ich einen Homöopathen aufgesucht und der mir eine Behandlungsmethode vorgeschlagen habe, bei der er meine Niere wieder auf achtzig Prozent ihrer Leistung bringen wolle, meint er nur, ich möge doch bitte den Heilpraktiker fragen, wie es ihm möglich sei, abgestorbenem Gewebe wieder eine Funktion zukommen zu lassen. Entweder sei er als Frankenstein einem Hollywoodfilm entsprungen oder, falls ihm dieses Wunder wirklich gelänge, sei er der nächste Kandidat für gleich mehrere Medizinnobelpreise.

Bei meiner nächsten Sitzung befrage ich den Homöopathen unmittelbar zu diesem Thema. Als Antwort bekomme ich einen weiteren Fluch auf die Schulmedizin und die allwissenden Götter in Weiß mit ihrer Arroganz und ihrem medizinischen Herrschaftsanspruch zu hören. Die seien doch auch in vielen Fällen hilflos und hätten oftmals keine anderen Lösungen anzubieten, als zu operieren und Penizillin zu verschreiben. Ich versuche, ihn etwas zu beruhigen, und frage, ob er denn tatsächlich glaube, dass er über seine Heilmethoden abgestorbenes Gewebe wieder zum Leben erwecken könne. Er redet sich um eine direkte Antwort herum. Eine Energiezufuhr, wie er sie praktiziere, könne einiges im Körper bewegen, und manchmal gebe es auch unerklärliche Phänomene. Auch die alternative Medizin sei ständig in forschender und experimentierender Bewegung. Nun werde ich böse. Es sei wirklich dreist von ihm, sich als Gott aufzuspielen und mit der Hoffnung schwerkranker Menschen zu spielen. Dass er Menschen wie mir, die sich in wirklicher Lebensgefahr befinden, gegen Geld merkwürdige Heilsversprechen mache, das sei im Grunde ein krimineller Akt. Ich kündige die Fortführung der Therapie bei ihm auf.

Akupunktur

Ich versuche mein Glück mit Akupunktur. Beim Vorgespräch ist die Heilpraktikerin wenigstens so ehrlich, mir von vornherein zu sagen, dass man mit dieser Nadelmethode die anderen Organe im Körper vielleicht stärken und dabei den Verfallsprozess der Nieren ein wenig aufhalten könne. Sie fügt aber mit klaren Worten hinzu, dass tote, abgestorbene Zellen eben nicht mehr reparabel seien. Nach ein paar Sitzungen entwickelt mein Körper heftige Abneigung gegen die Nadelstecherei. Als ich dann auch noch lese, dass vor dem Stich in die Tiefe kein lebenswichtiges Organ geschützt ist – man bedenke zum Beispiel, dass die Brustkorbwand nur 1,7 Zentimeter dick ist und man in null Komma nichts die Lunge nadelt –, verabschiede ich mich von der sympathischen Nadelkünstlerin. Eine Besserung im Körper verspüre ich während der Behandlungen sowieso nicht.

Was soll ich noch tun? Kann mir keiner helfen? Kann mir nicht einer wenigstens eine Wegbeschreibung zur Ursache meiner Krankheit geben? Ich beginne, mit meinen Nieren sanft zu reden, ich bettele sie an, und zuletzt knie ich im Geiste vor ihnen und schreie, ob sie mir denn nicht endlich mitteilen wollten, was ihnen in meinem Körper »an die Nieren gehe«.

Psychotherapie

Ich gebe nicht auf und versuche es mit einem Psychotherapeuten. Seine Praxisräume sind in einer typischen Altberliner Wohnung untergebracht, hohe Räume mit stuckbesetzten Decken, an den Wänden einige Kunstwerke von Malerstars der achtziger Jahre, die damals in Rekordzeit als junge Wilde auf den Markt kamen, aber auch genauso schnell wieder verschwanden. In diesem Kunstmuseum findet das erste Treffen mit dem Therapeuten statt. Im Hintergrund dudelt klassische Musik. Er eröffnet das Gespräch damit, dass wir Männer uns Gott sei Dank meist in das Ebenbild unserer Mütter verlieben würden, denn wie sonst sollten all die Frauen mit Damenbart einen Mann finden. Dann lächelt er mich an und erzählt, dass ihm gestern Abend beim Asiaten ein Kollege aus Amsterdam berichtet habe, dass bei ihm des Öfteren jüngere Patientinnen auftauchen würden, die extrem unter ihrem Damenbart litten. Sein Gesicht wird nun ernst, er greift nach der Fernbedienung für die Musikanlage, und die klassische Musik verschwindet aus dem Raum. Der größte Problemherd für Söhne seien immer die Mütter. Pause. Was mich denn zu ihm führen würde?

Ich beginne, von meinen Problemen zu berichten. Nachdem ich meine Geschichte heruntererzählt habe und er mir meist mit geschlossenen Augen zugehört hat, wobei er auf seinem Stuhl hin- und herschaukelte, teilt er mir mit, dass wir den ersten Teil unserer Therapie dazu nutzen müssten, für mich einen neuen Uterus zu erarbeiten, da der erste Uterus, also der meiner Mutter, zu meinem körperlichen wie auch seelischen Unglück geführt habe. Nach mehreren Therapiestunden, in denen er mir Fragen zu meiner Kindheit stellt und ich, auf Kissen einschlagend, antworten soll, bedanke ich mich für seine Ratschläge, aber die Suche nach einem neuen Uterus würde mir in meinem Fall nicht weiterhelfen. Nach einer freundlichen Verabschiedung mache ich mich auf den Weg zu einem Spaziergang an meinem geliebten Grunewaldsee.

Nebenwirkungen

Beim Umrunden des Sees denke ich über das gigantische Geschäft nach, das heute mit der alternativen Medizin gemacht wird. Allein in Deutschland werden pro Jahr mit der traditionellen chinesischen Medizin über 3,2 Milliarden Euro umgesetzt. Das Angebot reicht vom Heilpflaster, das angeblich die Körperbatterien über Nacht wieder aufladen soll, über Akupunktur bis hin zum alles heilenden Drachenöl. Ich spaziere in einem angenehmen Rhythmus, der mein Gehirn automatisch zum Nachdenken bringt, und atme die Waldluft dabei tief ein, die mir sicher mehr Gesundheit bringt als alle Alternativmedizin zusammen. Aber das Thema lässt mir keine Ruhe. Heilpraktiken sind eher etwas für einigermaßen gesunde Menschen mit hypochondrisch-spirituellen Tendenzen, Menschen, die an metaphysisch-esoterische Welten glauben, in denen heilende Götter umherschwirren und positiv auf ihre Wehwehchen einwirken. Vielleicht kann der Mensch, das verlorene Zigeunerchen am Rande des Universums, gar nicht anders, als glauben, ob an einen Gott, an Horoskope oder eben an die Alternativmedizin, die deswegen so ein leichtes Spiel hat. Ich glaube weder an einen Gott noch an Löffel, die man nur durch Anschauen verbiegen kann, noch an das Naturheilmittel Umckaloabo, das aus der südafrikanischen Pelargoniumwurzel gewonnen wird und die Abwehrkräfte stärken soll, noch an die Wiedergeburt. Ich habe allerdings ein Faible für die Zahl Acht. Finde ich zum Beispiel auf meinem Flugticket keine Acht, was absolut selten vorkommt, dann fliege ich nicht!

Aber, wie gesagt, die alternativen Behandlungsmethoden und ihre Naturheilmittel sind mir wirklich suspekt. Sicherlich kann man sich mit kleinen körperlichen Ungereimtheiten in die Betreuung eines Heilpraktikers begeben und es genießen, dass dieser ein geduldiger Zuhörer ist, ja, dass einem überhaupt jemand in dieser Welt zuhört und Anteil an sehr privaten Problemen nimmt. Man muss sich allerdings darüber im Klaren sein, dass der Glaube an die alternative Medizin tödlich sein kann, wenn eine wirklich lebensbedrohliche Krankheit im Körper regiert. Denn im Gegensatz zur klassischen Schulmedizin ist es der Alternativmedizin noch nie gelungen, einen Menschen von einer schweren Krankheit zu retten. Ich muss an eine Frau in meinem Bekanntenkreis denken, für die Homöopathie das Ein und Alles war. Als man bei ihr ein Krebsgeschwür feststellte und ihr dringend riet, es von der klassischen Medizin behandeln und operativ entfernen zu lassen, verweigerte sie sich und folgte allen möglichen alternativen Behandlungsmethoden. Nach knapp zwei Jahren war der Tumor so groß gewachsen, dass ein Eingriff der Schulmedizin nicht mehr möglich war. Kurze Zeit später war sie tot.

Zugestanden sei, dass, selbst wenn manche Behandlungsmethoden der Alternativmedizin aus naturwissenschaftlicher Sicht widersinnig sind, sie doch bei manchen Menschen durch Eigensuggestion und positiven Glauben an eine Heilmethode die Selbstheilungskräfte mobilisieren können. Häufig genügt, dass es dem Arzt gelingt, seinen Patienten positiv zu stimulieren, seine Hoffnung zu wecken. Damit kurbelt er automatisch die heilenden Placebo-Schaltkreise im Gehirn des Kranken an, und dann können körpereigene Schmerzmittel, wie zum Beispiel Endorphine, sogar eine Linderung hervorbringen. Umgekehrt kann ein gefühlloser, unbeteiligter Arzt einen Nocebo-Effekt erzeugen, der eben das Gegenteil bewirkt und beim Patienten Niedergeschlagenheit, Bedrückung und Hoffnungslosigkeit hervorruft, sodass er just jene Symptome entwickelt, die er als Nebenwirkungen auf den Beipackzetteln seiner Medikamente gelesen hat.

Egal, wie man es dreht und wendet, unsere klassische Schulmedizin leistet großartige Dinge, und sie könnte ein viel positiveres Image haben, wenn nur weniger Eitelkeit und Machtgehabe in den Chefarztetagen unserer Krankenhäuser herrschen würde, weniger Profitgier bei den Klinikbetreibern, wenn es mehr Personal gebe und vor allem der medizinische Blick wieder auf den ganzen menschlichen Körper gerichtet wäre. Bei allem Lob wird mir am Ende meines Spaziergangs doch wieder schmerzlich bewusst, dass bisher eigentlich keine der medizinischen Schulen, ob klassisch oder alternativ, meine Krankheitsursache erkannt hat. Nur meine Krankenakte ist mittlerweile bald so schwer wie ich.

Die Großeltern

Warum ist mein Großvater mütterlicherseits so früh verstorben? Niemand konnte mir bislang eine Antwort auf diese Frage geben. Es könne das Herz gewesen sein, aber ein Infarkt auf keinen Fall, sagte Mutter einmal. Meine Großmutter wurde ebenfalls nur knapp über fünfzig Jahre alt. Auch bei ihr war eine klare Todesursache nicht auszumachen. Mein Urgroßvater mütterlicherseits wurde wie ich von diesen unheimlichen Schmerzen heimgesucht. Bei ihm müssen sie so extrem gewesen sein, dass er sich bei einem seiner Anfälle die rechte Hand mit der Axt abhackte. Was ich über meinen Großvater noch in Erfahrung habe bringen können, sind lediglich ein paar Fragmente aus den Erzählungen meiner Mutter, die über die Zeit ihrer Kindheit nicht gerne redete. Diese sei für sie keine so glückliche gewesen, sagte sie immer, wenn sie von meiner Nachfragerei genug hatte.

Mutters Vater, Carl Luckner, war ein erfolgreicher Kaufmann, und auf den alten Schwarz-Weiß-Fotos aus den zwanziger Jahren sieht man ihn stolz vor seinem Geschäft in Lengefeld stehen, wo er edle Waren für den gehobenen Haushalt verkaufte. Mit seinem Lippenbärtchen und seiner aufrechten, schmalen Statur hätte er der Zwillingsbruder von Thomas Mann sein können. Carl Luckner erwarb für seine Familie eine 15-Zimmer-Villa in Augustusburg mit einer zusätzlichen Gartenfläche von ungefähr zwölftausend Quadratmetern, die direkt in den Wald des Erzgebirges mündete. In dieser Naturoase wuchs Mutter mit ihrer Schwester Elke auf. Der Stachel in diesem Idyll war für meine Mutter die Erziehungsmethode ihres Vaters, die man als »strenge Erziehung für höhere Töchter« bezeichnen könnte. Mutter wollte am liebsten Medizin und Literaturwissenschaften studieren, stattdessen musste sie gemeinsam mit ihrer Schwester ein Pensionat besuchen, wo Fertigkeiten wie Nähen, Kochen und alles Mögliche und Nützliche für den Haushalt und die Kinderaufzucht gelehrt wurde. Die Lernbibel im Pensionat war Adolph Freiherr Knigges Buch *Über den Umgang mit Menschen*.

Carl Luckner vertrat die klassische Ansicht, dass der Mann das Geld nach Hause zu bringen habe und darüber hinaus auch für das gesamte Management seiner Familie zuständig sei. Sollten sich für seine beiden Töchter wider Erwarten keine Männer finden, dann hatte er für genügend Vermögen gesorgt, dass es für ihren Lebensunterhalt reichen würde. Meine Mutter verachtete diese Erziehung wie auch die Lebenspläne, die ihr Vater für sie schmiedete. Manches Mal trat sie ihm mit sehr klaren Worten entgegen: Er würde versuchen sie zu verstümmeln, zu entehren, sie ständig bevormunden und belügen, aber sie würde sich nicht unterkriegen lassen. Mutter rebellierte gegen ihren Vater, der notorischer Nichtraucher war, zum Beispiel bei Empfängen im Hause, wo sie plötzlich mit einer kleinen Zigarre auftauchte, die sie provokant vor allen Augen anzündete. Dazu trug sie einen gestreiften Hosenanzug mit Krawatte, wie einst die schwedische Filmschauspielerin Greta Garbo. Auch George Sand war für Mutter ein Vorbild, sie verehrte die Autorin für ihre Romane und Schriften, in denen sie die Selbstständigkeit der Frau in der Gesellschaft einforderte. Mutter sah sich als eine solche Frau und verfolgte damals nur ein Ziel, nämlich das einengende Elternhaus so schnell als möglich verlassen zu können.

Meine Großmutter Frieda erfüllte in allem die Erwartungen, die ihr Mann Carl an eine Frau stellte. Leider kenne ich auch sie nur von den alten Schwarz-Weiß-Fotos aus dem Familienalbum. Mit gut genährtem Körper und umgebundener Haushaltsschürze steht sie wie die Königin der Hühner in ihrem Stall, den sie sich im Garten hatte bauen lassen. Auf anderen Fotos sieht man sie mit mehreren Schafen, Enten, Gänsen, Hunden und Katzen zusammen, einer Art Privatzoo, der zu ihrem Lebensmittelpunkt wurde. Etwas entfernt von den Tieren stand im Garten ein Teehaus, in dem Großmutter Gedichte für familiäre Anlässe wie Geburten, Hochzeiten und Beerdigungen verfasste. Hier malte sie auch Landschaftsaquarelle und Porträts, die zum Teil schon abstrakte Züge trugen, während manch anderes Gemälde fast schon dem Stil der Surrealisten ähnlich war. Von Freunden und Verwandten bekam sie den Beinamen: die Frieda »Kahlo« aus Sachsen.

Die gemeinsamen Sommerurlaube verbrachte die Familie Luckner meist in Binz auf der Insel Rügen, wo sich das Bürgertum der damaligen Zeit gerne in den heißen Monaten zur Abkühlung am Meer aufhielt. Im Erwerb von Immobilien war Carl Luckner clever, bald besaß er in Lengefeld über zwanzig Mietshäuser in guter Lage. Auf den Monatsanfang freute er sich immer, zum einen weil er gerne seine Runde drehte, um die Miete zu kassieren, zum anderen, so erzählte man sich, gab es die eine oder andere Mieterin, der mein Großvater sehr zugetan war. Carl Luckner starb im April 1947 im Alter von fünfzig Jahren an einer unbekannten Krankheit, seine Frau folgte ihm im August 1947 in den Tod, man sagte, sie sei ihm aus liebevoller Gewohnheit nachgestorben.

Unternehmer mit Beamtenseele

Mein Vater, der 1914 in dem von Lengefeld fünfzehn Kilometer entfernten Dorf Gelenau zur Welt kam und aus ärmlicheren Verhältnissen stammte, hatte als junger Mann von seinem Großvater eine kleine, hoch verschuldete und in Konkurs gegangene Strumpffabrik geerbt, die er mit vollem Einsatz wieder zum Laufen brachte. Vater muss laut Erzählungen ein fescher Bursche gewesen sein, ein Provinzcasanova, hinter dem manches heiratswillige Mädel her war. Als er meine Mutter kennenlernte, war er nicht nur von ihr als Frau fasziniert, sondern auch von ihrem Umfeld. Der Reichtum und der Lebensstil der Luckners hatten es ihm angetan. Auch Mutters Schwester Elke schwärmte für meinen Vater, und so blieb eine gewisse Rivalität zwischen den beiden Schwestern nicht aus. Wenn Vater die Luckners an den Sonntagen besuchte, bepackte er sein schweres BMW-Motorrad mit Strümpfen und bedachte jeden der Familie Luckner mit einem Geschenk. Vater, ein Testosteron gesteuerter Angeber, protzte gerne mit seiner schweren Maschine. Dabei punktete er eher bei Tante Elke als bei meiner Mutter.

Der Vater meiner Mutter war zeitlebens parteilos und verfolgte mit Abscheu das langsame Aufkommen der Nationalsozialisten. Und so verachtete er insgeheim auch meinen Vater, der ein wenig mit der neuen Bewegung sympathisierte. Bei einem von Vaters Besuchen sagte Carl Luckner einmal: »Merkwürdige Natur, erst Mai und schon sind alle Blätter braun.« Letztendlich war er gegen die Verbindung zwischen meinem Vater und meiner Mutter, aber in diesem Fall setzte sie sich gegen ihren Vater durch. Bevor schließlich auch mein Vater in Hitlers Krieg ziehen musste, wurde Mutter mit meinem Bruder Richard schwanger, worauf ihr Vater dann doch auf eine sofortige Ehe zwischen den beiden drängte, sicher auch weil Vaters kleine Strumpffabrik zu florieren begann und er für die damaligen Verhältnisse ein relativ gut verdienender Unternehmer war.

Mein Großvater väterlicherseits, Hermann Uhlig, verbrachte sein Leben als Postbeamter und riet seinem Sohn von früh an, sich bloß nicht selbstständig zu machen. Ruhe, Sicherheit und Zufriedenheit würde man in seinem Leben nur als Beamter finden. Mein Vater war sein Leben lang hin- und hergerissen, wonach er denn nun streben solle, und entwickelte sich schlussendlich zu einem Unternehmer mit Beamtenseele. Es war meine Mutter, die den Mut und Unternehmergeist besaß, die gemeinsam gegründete Firma in Süddeutschland durch ihre kaufmännischen Entscheidungen wirklich voranzubringen.

Als Vater 1948 aus der italienischen Kriegsgefangenschaft zurückkam, sah er seinen Sohn Richard, der nun bereits sechs Jahre alt war, zum ersten Mal in seinem Leben. Ebenso erging es Richard, der die Jahre zuvor von seinen Tanten, Oma und Opa verwöhnt worden und zum Kronprinzen im Hause Luckner avanciert war. Da standen sich nun der Kriegsheimkehrer und sein Sohn zum ersten Mal in ihrem Leben gegenüber. Richard empfand seinen Vater auf der Stelle als einen störenden Eindringling in seinem wohlbehüteten Paradies. So kam es, dass die beiden am Tag von Vaters Rückkehr zu unerbittlichen Rivalen für den Rest ihrer Tage werden sollten.

Nach Gründung der beiden deutschen Staaten 1949 und mit den beginnenden wirtschaftlichen und politischen Repressalien in der DDR verließen immer mehr, vor allem junge und hochqualifizierte Menschen den Arbeiter- und Bauernstaat in Richtung Westen. Zwischen 1949 und dem Bau der Mauer

1961 waren es ungefähr 2,6 Millionen DDR-Bürger. Es war sicher auch für meine Eltern nicht einfach, als sie 1950 von heute auf morgen die existenzielle Entscheidung trafen, in ihrer vertrauten Heimat alles zurückzulassen und ohne Startkapital ein völlig neues Leben in der Fremde zu beginnen. Ich kann den damaligen Wagemut meiner Eltern erst heute wirklich schätzen. Die vitale Selbständigkeit, die mir meine Eltern vorgelebt haben, hat natürlich viele Entscheidungen auf meinem Lebensweg mitbestimmt, auch wenn ich als schwaches und kränkliches Körperchen auf die Welt gekommen bin und sich seit meiner Geburt in meinem Körper ein bis heute geheimnisvoller Krankheitskrimi abspielt.

Tante Elke

Richard, meine Schwester Manuela, die schon im Westen geboren wurde, meine Eltern, unser Hund Boogie und ich, wir alle lebten die ersten Jahre nach der Flucht meiner Eltern in der Fabrik zwischen Strumpfmaschinen und all dem anderen Inventar, das man für solch ein Unternehmen brauchte, in dem Dreitausend-Seelen-Dorf Rauenberg. Ich erinnere mich noch genau, es war ein Freitag, Anfang des Jahres 1958, als Vater gegen achtzehn Uhr aus der Fabrik in unsere Wohnung kam und mich mit dem Satz in die Luft hob: »Junge, heute haben wir unsere erste Million verdient. Du siehst, die Erde dreht sich um die Achse und an der Kurbel sitzt ein Sachse.« Vater hatte die Produktion des nahtlosen Damenstrumpfes eingeführt. Nicht viel später zogen wir in das bereits erwähnte, neu gebaute pinkfarbene Haus mit Swimmingpool ins fünf Kilometer entfernte Wiesloch um.

Einmal, noch vor dem Umzug, bekamen wir Besuch von Mutters Schwester Elke, die uns am liebsten nie wieder verlassen hätte, jedenfalls auf keinen Fall in den Osten zurückwollte. Sie zog auf der Stelle bei uns ein. Tante Elke war eine fröhliche Natur, weit oberflächlicher und dickhäutiger als meine Mutter, und sprach mit tief sächsischem Dialekt. Tante Elke nahm sich nie viel zu Herzen, sie war perfekt darin, mit einem Glas Wein in der Hand und einer Zigarette zwischen ihren Fingern den Augenblick zu genießen. Sie verstand es, so in den Tag hinein zu leben, als gebe es weder Zukunft noch Vergangenheit. Und Tante Elke lachte. Sie lachte einfach alles nieder. Meist hatte sie einen lockeren Spruch auf ihren Lippen. »Jedes Mädchen sollte vier Tiere in ihrem Leben haben: einen Jaguar in der Garage, einen Nerz im Kleiderschrank, einen Stier im Bett und einen Esel, der die Rechnungen bezahlt.«

Hinsichtlich des Stiers fühlte sich natürlich mein Vater angesprochen und bei seinem ungezügelten Triebleben und ihrer Glück-im-Augenblick-Naivität dauerte es nicht lange, da war Tante Elke schwanger. Als Mutter davon erfuhr, blitzte es so gewaltig bei uns, dass in der Firma fast der Strom für die Strumpfmaschinen ausblieb. Nachdem sich die Spannung etwas gelegt hatte, drängte Mutter auf eine Abtreibung. Dafür brauchte man Mitte der fünfziger Jahre sehr gute Kontakte, und sie war zudem höchst nervenaufreibend und nicht ungefährlich. Nachdem die Tante diese Tortur überlebt hatte, forderte meine Mutter sie auf, so schnell als möglich unser Zuhause zu verlassen. Die Spannung zwischen meinen Eltern wie zwischen meiner Mutter und Tante Elke war für alle unerträglich. Mein Vater ließ sich in dieser Zeit selten sehen, bis er schließlich mit schlechtem Gewissen in Richtung Italien reiste, wo er vorgab, dringend weitere Strumpfmaschinen kaufen zu müssen. Gleich am nächsten Tag gab Mutter eine Annonce auf, in der sie für ihre Schwester eine Stelle als Hausmädchen suchte. Tante Elke hatte ja aufgrund des Erziehungsprogramms ihres Vaters nie einen Beruf erlernt. Dank der Ausbildung im Pensionat könne man die Schwester aber immerhin als Haushälterin anbieten, meinte meine Mutter.

Es dauerte nicht lange, und es fand sich ein »Esel« über die Anzeige. Schon am nächsten Tag fuhr er mit einem grünen Mercedes Benz vor. Es handelte sich um einen Zahnarzt aus München, dessen Frau kurz zuvor verstorben war und der deshalb auf der Suche nach einer Haushälterin war. Tante Elkes lebenslustige Ausstrahlung gefiel ihm sogleich, und so engagierte er sie auf der Stelle als seine Haushälterin. Auf Drängen meiner Mutter packte die Tante schon am nächsten Tag ihre Koffer, stieg in den grünen Mercedes und fuhr mit dem Zahnarzt in Richtung München. Als Vater aus Italien zurückkehrte, war die Tante bereits weit weg vom »Tatort«, wie meine Mutter es ausdrückte. Es dauerte kein Jahr, da heirateten Tante Elke und der Zahnarzt. Damit bekam unsere Familie ein neues Mitglied, den Onkel Horst, wie meine Schwester und ich ihn nannten.

Bald wurde Tante Elke von Onkel Horst schwanger, und sie gebar ihm im Abstand von drei Jahren zwei Töchter. Die Zeit heilt Wunden, und der Mensch lebt durchs Vergessen, so näherten sich die Schwestern langsam wieder an, und es kam häufiger zu wechselseitigen Familienbesuchen, mal in München, mal in Wiesloch. Onkel Horsts Hobby war das Essen. Von Besuch zu Besuch konnte man genau verfolgen, wie der Umfang seines Leibes zunahm. Kaum aber war der wieder einmal dicker gewordene Onkel bei uns in Wiesloch angekommen, verschwand er auch gleich wieder, nämlich im Dunst seiner Zigarren, eingenebelt von dicken Rauchschwaden.

Luckners Kinder

Dass Tante Elkes Töchter an ähnlichen Krankheitssymptomen litten wie ich, war für alle selbstverständlich. Das sei eben so, wenn die Luckners Kinder zur Welt brächten, hieß es. Ich erinnere mich noch, dass mich Tante Elke bei einem unserer Familienbesuche, als ich schon etwas älter war, beiseite nahm und mir zuflüsterte, dass auf der Luckner-Familie ein Fluch läge, der die meisten Mitglieder sehr früh sterben ließe, ein Fluch, vor dem auch ich nicht davonlaufen könne. Was für ein Fluch das sei, fragte ich die Tante erstaunt. Als Antwort erzählte sie mir ein Märchen: Ihre Ururgroßmutter, die aus der Linie Augusts des Starken stammte, hätte dreizehn Kinder zur Welt gebracht. Das letzte, dreizehnte Kind allerdings solle von einem Zigeunerbaron gewesen sein. Und da es im Gegensatz zu den anderen zwölf Kindern in Liebe gezeugt worden sei, wurde es mit einem bösen Fluch belegt. Dieses Kind sei ihre Urgroßmutter gewesen, und seitdem würden die brennenden Schmerzen in der Familie herrschen und weitervererbt werden.

Tullio, Arthur und eine Doppelbeerdigung

»Mit so viel Freude in der Liebe und so viel Liebe in der Freude begegnen wir uns«, schrieb Mutter in einem Brief an Tullio nach Verona. Für meine Mutter, die Sehnsuchtsfrau, war Onkel Tullio – so nannten ihn meine Schwester und ich – der heimliche Geliebte. Er war das Gegenteil meines Vaters: großzügig, stets gut gekleidet und interessiert an allem, was die Kunst zu bieten hatte. Tullio war der schöne, sensible und einfühlsame Freund. Tullio stammte aus Verona und war von Beruf Kapitän. Mit seinem Passagierschiff »Adriane« befuhr er sieben bis acht Monate im Jahr das Mittelmeer. Meine Eltern lernten Tullio über einen befreundeten Geschäftspartner, bei dem mein Vater seine Strumpfmaschinen kaufte, in Sirmione am Gardasee kennen. Auch wir Kinder waren oft zum Urlaub am Gardasee. Vater konnte gut Italienisch. Diese Sprache hatte er während seiner Kriegsgefangenschaft gelernt. So wurden der Gardasee und Verona ein wenig zu unserer zweiten Heimat und unser Haus in Wiesloch umgekehrt zu Tullios zweiter Heimat und wir zu seiner Ersatzfamilie. Oft war er, der in Italien keinen Familienanschluss mehr hatte, in der Zeit, in der das Mittelmeer zu stürmisch war, um es mit seinem Schiff zu befahren, für Monate bei uns zu Gast.

Wenn für Tullios Besuch ein Zimmer im Hause hergerichtet wurde, sträubten sich allerdings Manuelas Haare, denn sie konnte seine Art, ständig Bussis zu verteilen, nicht ertragen.

»Hilfe, der Bussiautomat kommt, der Feuchte-Küsse-Verteiler. Wir müssen unbedingt ganz viele Taschentücher kaufen«, rief Manuela durch das Haus. Ich mochte Tullios Besuch gerne, denn wenn er da war, gab es immer leckeren Melegattikuchen aus Italien, und Tullio konnte einen wirklich guten Cappuccino zubereiten. In der Zeit, in der er bei uns lebte, war er der ständige Begleiter meiner Mutter. Selbst beim Packen von Weihnachtspaketen für die Verwandten im Osten war Tullio ihr zur Hand. Zum Dank für die begehrten Westprodukte wie Jacobs-Kaffee oder Lindt-Schokolade kamen eine Menge Geschenke aus dem Osten retour: handgeschnitzte Holzkrippen, Nussknacker, Räuchermänner und Stollen. Unser Haus in Wiesloch ebenso wie Tullios Wohnung in Verona quoll über von diesen Gaben aus dem sozialistischen Osten. Für den Italiener Tullio waren es exotische Gegenstände aus einer anderen Welt, die er besonders liebte und sammelte.

In manchen Jahren lud Onkel Tullio Mutter im Sommer auf sein Schiff ein, und so lernte Mutter die schönsten Plätze rund um das Mittelmeer kennen. Beim Durchblättern des Familienalbums finde ich angegilbte, wunderbare Fotos von Mutter am Ätna auf Sizilien, in Cannes, Palma de Mallorca, Genua, Malaga, Algier und Neapel. In ihr Tagebuch schrieb sie: »Danke Tullio, dass ich das alles erleben darf. Danke Arthur, dass du mich diese Reisen machen lässt, denn wäre nicht dieses wunderschöne Schiff mit seinen Korallenfarben, ich würde bald untergehen. Nicht ein Schmetterling wird aus meiner Larve, es wird immer mehr Krankheit, die mich stückchenweise entstellt. Deshalb ihr beiden, danke für das Meer, danke für den verschwimmenden Horizont, danke für die vielen Länder.«

Ob Mutter bei uns war oder unterwegs, sie sorgte immer dafür, dass es uns Kindern an nichts fehlte. Als Mutters Zustände sich in den siebziger Jahren sehr verschlechterten, konnte sie keine Schiffsreisen mehr machen. Wochen vor ihrem Tod 1976 schrieb sie in ihr Tagebuch: »So wie Stefan Zweig will ich es auch sagen: ›Ich grüße alle meine Freunde! Mögen sie die Morgenröte noch sehen, nach der langen Nacht! Ich, allzu Ungeduldige, gehe ihnen voraus.‹«

Mutters Beerdigung fand im Abstand von sechs Monaten gleich zweimal statt. Nach ihrem Wunsch wurde ihre Asche auf zwei Urnen verteilt. Eine Urne wurde auf einem Friedhof in der Nähe von Heidelberg in die Erde gegeben, und die zweite sollte in ihr Familiengrab in den Osten gebracht werden. Nachdem wir Mutter im Westen das erste Mal beerdigt hatten, ließen sich die Behörden in der DDR ewig Zeit, die Genehmigung für Mutters zweite Beerdigung zu erteilen. Das Argument ging in etwa so: Wer unser System fluchtartig verlassen und nicht geachtet hat, der ist unserer Erde nicht würdig. Nach einem halben Jahr kam dann doch die Erlaubnis, und wir beerdigten Mutter zum zweiten Mal im Grab ihrer Familie.

Bei den letzten Begegnungen mit meiner Mutter vor ihrem frühen Tod erzählte sie mir, dass die Liebe zwischen Tullio und ihr eine rein platonische gewesen sei. Mit ihm konnte sie eben Dinge teilen, die sie mit meinem Vater leider nicht erleben konnte. Tullio verstand es mit seiner zuvorkommenden Art, Frauen zu verwöhnen und sie allein durch seine Gegenwart zu verzaubern. Nur, Tullio liebte Männer. Vielleicht sei alles deswegen so angenehm und unkompliziert mit ihm gewesen, fügte Mutter hinzu. Und irgendwie habe sie beide Männer geliebt, Tullio und meinen Vater Arthur.

Auf dem Schlachtfeld ihrer Liebe

So wie Mutters Körper langsam zerfiel, zerfiel auch unsere Familie. Mein älterer Bruder Richard zog irgendwann einmal nach Belgien und tüftelte dort gemeinsam mit seiner ersten Ehefrau daran, einige seiner unzähligen Erfindungen in Produkte umzusetzen, um Geld damit zu verdienen. Meine Schwester Manuela hatte einen Au-pair-Job auf der Insel Teneriffa angenommen, unter anderem um Spanisch zu lernen. Und ich war 1970, achtzehnjährig, nach Heidelberg abgetaucht. Die Rückkehr ins Elternnest war definitiv für immer ausgeschlossen, denn mit Mutters fortschreitender Krankheit verlor unsere Familie ihr Zentrum. Da Mutter kaum noch zu Hause, sondern meist in Sanatorien oder in Pflegeheimen lebte, vermieteten meine Eltern das Haus unserer Kindheit. Vater löste die Strumpffabrik auf, denn ohne meine Mutter spürte er nicht die Kraft in sich, das Unternehmen weiterzuführen. Er verbrachte einen Großteil seiner Zeit damit, seine Frau in ihrer körperlichen Eingeschränktheit zu unterstützen, wo es ihm nur möglich war. Mutter hatte große Mühe zu sprechen, sie konnte sich nur noch im Rollstuhl fortbewegen und ihre Hände kaum mehr gebrauchen. Ihre Knochen waren vom Rheuma zerfressen, und von Tag zu Tag sah man, wie ihre Lebenskraft schwand. Mit unglaublichen Mühen brachte sie Sätze hervor, die für uns Zuhörer schwer zu verstehen waren: »Gebt meiner Seele endlich Flügel, ich will der Schmetterling sein, ich will endlich davon«, und dann signalisierte sie, dass sie dringend auf die Toilette musste, und wir klingelten nach der Schwester.

Ehekriege mit darauffolgenden Versöhnungen, geheime oder offene Liebschaften, all die merkwürdigen Tänze, die zwischen Mann und Frau stattfinden, waren zwischen den beiden nicht mehr möglich. Nur einigermaßen gesunde Körper mit genügend Energie und Kraft können sich solche Veranstaltungen leisten. Nun lag eine gespenstische Ruhe zwischen den beiden. Vaters Fürsorge hatte zwar etwas Rührendes, resultierte aber zum größten Teil wohl aus seinen Schuldgefühlen, die er meiner Mutter gegenüber hatte. Und sie war eine Meisterin, Schuldgefühle in anderen zu erwecken. »Du hast mir drei Kinder aufgezwungen, du hast mich oft mit den wichtigen Entscheidungen in der Firma allein gelassen, du bist nicht ganz unschuldig an meiner frühen Erkrankung. Du hast …«

Wie zwei erschöpfte Krieger verbrachten die beiden manch sonnigen Nachmittag in den Sanatorienparks. Er saß müde auf einer Bank, sie schweigsam neben ihm im Rollstuhl, wie ein Shakespearsches Königspaar am Ende eines Krieges auf dem Schlachtfeld ihrer Liebe. Für mich war es endlos traurig, mit anzusehen, wie der einst strahlende Körper meiner Mutter zerfiel. Letztendlich hatte ihre Krankheit meine Schwester Manuela und mich viel zu früh aus dem elterlichen Nest gestoßen. Kurz vor ihrem Tod warf Mutter meiner Schwester und mir vor, dass wir sie in ihrem Elend alleingelassen hätten. Aber was hätten wir tun können? Mutter hat uns unseren Weggang nicht verziehen.

Der Kopierer

Da ich die Mittlere Reife nicht geschafft hatte, bewarb ich mich notgedrungen um eine Lehrstelle als Industriekaufmann. Ins Schulabschlusszeugnis hatte man mir geschrieben, dass ich beim logischen Denken einige Widersprüche zeigen würde. Ich konnte also nicht studieren. Dabei wollte ich doch so unbedingt in die Forschung, in die Medizin oder Biologie, da ja offenbar sonst niemand in der Lage war herauszufinden, unter welcher Krankheit ich in Wirklichkeit litt. Ich wollte das Wesen der seltenen Krankheiten verstehen, ich wollte damit auch anderen Menschen helfen, sich die Qualen zu ersparen, die ich selbst durchlitten hatte. Aber dieser Weg war mir verwehrt.

So wusste ich damals nicht, was ich mit meinem Leben eigentlich anfangen sollte. Mein Grundgefühl war Unsicherheit. Ich sehnte mich nach nichts anderem als nach einer Gebrauchsanweisung fürs Leben. Aber wer hatte die schon? Oft fühlte ich mich verloren und verwirrt, insbesondere an den Abenden, die ein Vorgeschmack auf die beginnende Angst der frühen Nacht waren. Denn mit der Dunkelheit wurde alles schwankend, instabil, vom Auflösen bedroht.

Nichts fühlt sich an wie ein Zuhause. Ich wälzte mich im Bett und fand nur schwer Schlaf, ich lag da und sortierte die Schmerzen des Tages.

Ich erinnere mich an einen Augenblick, als ich zehn Jahre alt war und mich meine Schwester Manuela fragte, wer denn mein größtes Idol sei. Ich selbst, war meine Antwort, und wir beide fingen laut an zu lachen. Ich redete mir solche Sachen ein, um mir Kraft und Mut zu machen, eine Art seelisches Fitnessstudio, um mich gegen die zu wappnen, die mir prophezeiten: »Dieses schwächliche und kränkelnde Kind, dieser hypochondrische Drückeberger. Der wird nichts im Leben hinbekommen.«

Die Lehrzeit als Industriekaufmann in einem Zementkonzern waren für mich furchtbare Jahre. Ich konnte einfach keine Zusammenhänge zwischen mir und der Industriewelt herstellen. Jeden Morgen mit so vielen freudlosen Gesichtern durch die Werkstore zu schreiten, bereitete mir mehr und mehr Abscheu. Ich hatte ständig das Gefühl, dass man hier nicht selbst lebt, sondern dass man vom Geist des Konzerns gelebt wird, und ich konnte die Vorstellung einfach nicht mehr ertragen, dass wir alle nichts anderes waren, als die Sklaven in einer Welt aus Staub und Beton. Während meiner zweieinhalb Jahre dort musste ich mehrere Abteilungen durchlaufen, in denen ich größtenteils Hilfs- oder auch Verdummungsarbeiten abzuleisten hatte. Was das mit einer kaufmännischen Ausbildung zu tun hatte, habe ich bis heute nicht begriffen. Zu meinem Glück bemerkte der Abteilungschef, dass ich völlig ungeeignet war, Akten zu ordnen, aber dass ich doch ganz flink im Sprechen und im Vortragen war. Er nahm mich deshalb zu einigen seiner Werksführungen mit und vertraute mir mit der Zeit die Gruppen selbständig an, die ich dann allein durch das Gelände zu führen hatte, um ihnen zu erzählen, wie die einzelnen Zementarten hergestellt werden. Am liebsten waren mir die Japaner. Sie verstanden mein Englisch kaum und ich auch nicht das ihre, aber wir hatten ständig etwas zu lachen. So wurden meine Führungen mit der Zeit zu kleinen Happenings. Einmal sprang ich vor den Japanern in einen riesigen Berg von Zementmehl, aus dem ich dann wie ein grauer Geist entstieg. Und die Japaner freuten sich, lachten bei solchen Aktionen und fragten mich, ob sie auch einmal in den Zement springen dürften. Der Abteilungschef freute sich weniger über meine originellen Betriebsführungen und ermahnte mich, ich möge doch bitte das Präsentationsprogramm seriös gestalten, denn diese Menschen, die sich hier aus aller Welt zu den Werksführungen versammelten, seien die Kunden von morgen. Ich diskutierte mit ihm lange darüber, dass doch gerade unerwartete und humorvolle Aktionen viel länger in den Köpfen der Menschen blieben und man so vielleicht bessere Verkaufserfolge erzielen könnte. Mein Abteilungschef meinte, dass meine Verkaufsphilosophie bestimmt nicht ganz falsch sei, aber sein Vorgesetzter sehe das ganz anders. Und damit waren meine Kreativführungen beendet.

In einer anderen Abteilung bestand meine Aufgabe darin, unendliche Mengen von Akten und Plänen zu kopieren. Es war eine völlig stupide Arbeit, aber ich sagte mir, du bist nun einmal gerade hier gelandet, also klage nicht, sondern mache das Beste aus deiner Situation. So begann ich, mich intensiver mit dem Kopiergerät zu beschäftigen, das Anfang der siebziger Jahre noch eine technische Neuheit war, und experimentierte damit. Ich legte meine Handflächen auf die Scheibe, mein Gesicht, kopierte mein Profil, drückte meine Nase an der Kopierscheibe platt, meine Füße, meine langen Haare. Ich kopierte fast meinen gesamten Körper und was mir sonst noch an interessanten Gegenständen im Büro in die Hände fiel. Ich hatte großen Spaß an den abgebildeten Gegenständen, die überrealistisch, dann aber auch wieder abstrakt verschwommen wirkten, erklärte sie für mich zu Kunstwerken und begann zusätzlich, sie noch mit Farbstiften wild zu bemalen. In Rahmen gebracht, fanden meine Bilder einigen Anklang, und so verkaufte ich sie mit großem Erfolg an Wochenenden bei Straßenfesten. Ich nannte meine kleinen DIN A 4-Werke »Originale Kopien« oder »Individuelles vom Fließband«. Manche nannte ich auch »Freudenschreie eines verzweifelten Auszubildenden«.

Am besten verkaufte sich meine Serie »Tanzende Frauenakte«. Entstanden war sie folgendermaßen: Eine gute Freundin, die als Tänzerin beim Ballett arbeitete, bat ich darum, sie möge doch mal einen Tanz am Kopiergerät frei improvisieren, ich wolle mehr Bewegung in den Bildern haben. Sie fand die Idee im Namen der Kunst spannend, und einen Tanz am Kopiergerät hatte sie auch noch nie gemacht. So schlich ich mit meiner Freundin nachts in den Büroraum, wo der Kopierer stand und ich die nie enden wollenden Tage meiner Ausbildung verbrachte. Sie begann ihre tänzerischen Bewegungen, und immer wenn sie die Glasscheibe des Kopiergeräts berührte, drückte ich auf den Auslöser. Mit der Zeit tanzte sie sich in einen rauschähnlichen Zustand und fing an, sich auszuziehen, bis sie zu meiner totalen Überraschung völlig nackt vor mir stand. Sie setzte sich im Spagat auf das Gerät, dann wieder drückte sie ihre Brüste auf die Scheibe des Kopierers, bis bald alle Stellen ihres Körpers abgelichtet waren. In freudiger Spannung warteten wir immer die paar Sekunden ab, bis die Maschine das nächste Körperkunstwerk ausspuckte. Da sie immer, wenn ich die Kopiertaste drückte, in Bewegung war, sah das Abgebildete meist wie ein impressionistisches, fast unwirklich verträumtes Kunstwerk aus. Zum Schluss nahm sie die Kopie, auf der ihr Geschlecht zu sehen war, und bemalte diese mit ihrem Lippenstift. Das sei ihr Kunstwerk für mich.

Es waren die schönsten Stunden im Büro, die ich während meiner ganzen Ausbildung hatte. Die Nachfrage zu der Serie »Tanzende Frauenakte« riss nicht ab, aber mit der Kopiermaschine waren die Bilder auch schnell nachproduziert. Bei einem meiner Verkaufsnachmittage an den Wochenenden erzählte mir ein Käufer von einem Künstler aus New York, dessen Name Andy Warhol sei. Der hätte eine Kunst-Factory und würde Bilder in Massen mit einem Siebdruckverfahren herstellen. Und irgendwie sei ich mit meinen Sachen von dessen Auffassung von Kunst gar nicht so weit entfernt. Immerhin brachte mir eine bemalte Kopie damals zwischen achtzig und hundert Mark ein, ein Vermögen, gemessen an meinem bescheidenen Lehrlingsgehalt.

Trotz größter Unlust quälte ich mich bis zum Ende der Lehrzeit durch und schaffte es sogar zum Abschluss als Industriekaufmann. Als ich endlich das Werk verlassen konnte, fühlte ich mich wie ein frei fliegender Vogel. Nun sollte endgültig Schluss sein mit dem, was sie vorbereitet hatten, um einen zu ermüden.

Die Weltsicht eines Staubsaugervertreters

Als ich um die zwanzig Jahre alt war, also Anfang/Mitte der siebziger Jahre, verspürte ich plötzlich keine Schmerzen mehr, die Krämpfe und Fieberanfälle blieben aus. Alle Körpersymptome, die mich in meiner frühen Kindheit gequält hatten, schienen verschwunden, und das, obwohl ich weder geheiratet noch Kinder in die Welt gesetzt hatte. Für mich öffnete sich ein kleines Paradies. Am liebsten hätte ich immer noch ein naturwissenschaftliches Studium begonnen, aber ohne Abitur ging dies ja leider nicht, und von Abendschule oder ähnlichen Bildungseinrichtungen hatte ich fürs Erste die Schnauze voll. Ich ließ mich also durch die Tage treiben, verschlang Jean-Paul Sartres Werke oder las die Gedichte von Charles Bukowski. Ein Freund bot mir auf den Kanarischen Inseln einen Job als Organisator von Strandpartys an. Das war Spaß pur: Mädchen, Sonne, Musik und Alkohol. Nach einem halben Jahr mussten wir die Insel verlassen, weil wir für unsere Partys ein Gewerbe hätten anmelden müssen, was wir in Unkenntnis der dortigen Verhältnisse natürlich nicht getan hatten. Als ich nach Deutschland zurückkam, sprach mich ein Bekannter an, ob ich nicht Lust hätte, gutes Geld zu verdienen. Dafür müsste ich nur gut reden und überzeugen können, was ja der Fall sei. Es ging darum, Staubsauger zu verkaufen. Warum nicht? Gemeinsam mit mehreren Männern unterschiedlichen Alters nahm ich an einem Ein-Tages- Schnellverkaufskurs teil. Ein Trainer in Anzug und Krawatte, der zirka fünfunddreißig Jahre alt war, erklärte uns die wesentliche Strategie: »Sie gehen in bester Laune, die sie sich selbst durch Meditation suggeriert haben, und mit positiven Schwingungen an die Haustüre ihrer baldigen Kundin. Die Hausfrau öffnet die Tür. Nun müssen Sie wissen, dass laut einer Umfrage bis zu neunzig Prozent dieser Frauen mit ihrer Lebenssituation unzufrieden sind. Ihnen fehlt Aufmerksamkeit, eine einfühlsame Hand auf ihrer Schulter, genügend Anerkennung und vieles mehr, letztlich alles, was sich eine Frau für ein zufriedenes Leben wünscht. All ihre Mängel werden durch Ihre Freundlichkeit und Ihren verführerischen Charme für

Sekunden vergessen sein, den Rest erledigt unser Qualitätsprodukt.«

Also zog ich mir einen Anzug an, legte mir einen Schlips um – was sonst nicht zu meinem Habitus gehörte – und zog mit meinem schwarzen Vertreterkoffer los. Trotz größter verbalpoetischer Verausgabung verkaufte ich jedoch nichts, außer ein paar Staubbeuteln, oder es gab gerade mal eine Bestellung für ein Ersatzteil. Ansonsten saugte ich an den Vormittagen den Damen die Wohnungen durch und musste mir stundenlang Lebensgeschichten anhören. Manchmal gab es dazu noch einen Kaffee für geduldiges Zuhören. Von der soziologisch-psychologischen Seite her war der Job ganz interessant, und schon am Ende des ersten Verkaufstages war mir klar, dass jeder, der Statistiken über die Wirklichkeit unseres Landes anfertigt, eine Zeitlang als Staubsaugervertreter unterwegs sein sollte. Das Sauberkeits- und Ordentlichkeitsbedürfnis der Deutschen ist enorm. Bereits gegen acht Uhr am Morgen sind die meisten Teppiche gesaugt, die Waschmaschinen drehen sich, die Wohnungen und Häuser glänzen und riechen nach den immer gleichen Reinigungsprodukten. Eine unfassbare Gleichschaltung an Lebensabläufen offenbarte sich mir im Lauf der Zeit, und meine verträumte Vorstellung vom individuellen Menschen mit seinem freien Willen erwies sich als große Täuschung. Als ich das endlich begriffen hatte, packte ich schleunigst meine Sachen und fuhr direkt zum Firmengelände, wo ich auf der Stelle kündigte, meinen schwarzen Vertreterkoffer abgab und mich für immer vom Beruf eines Handelsvertreters verabschiedete.

Varieté oder zoologischer Garten?

Raus aus den spießigen Wohnungen, sagte ich mir, und rein ins Nachtleben. Danach arbeitete ich zunächst als Barkeeper in einschlägigen Musikclubs, dann bekam ich einen Job als Fahrer für eine Buchhandlung und entdeckte dabei viele interessante Bücher. Auf der Suche nach Orientierung verschlang ich alles an Literatur, was ich greifen konnte. Durch das Lesen hatte ich das Gefühl, mit meiner Einsamkeit nicht mehr allein zu sein. Einmal drückte mir die Buchhändlerin Franz Kafkas Erzählungen in die Hand. Als ich seinen *Bericht für eine Akademie* las, fand ich über die Hauptfigur, den Affen namens Rotpeter, eine erste Idee für eine Lösung meiner verworrenen Lebenssituation. Kafkas Affe, eingefangen auf einer Jagdexpedition der Firma Hagenbeck, sucht aus seinem bedrückend engen Käfig einen Ausweg. Er versucht dabei, die Menschen nachzuahmen, und lernt blitzschnell ihre Gesten wie auch ihre Sprache. Als er eines Tages eingeladen wird, vor der hohen Akademie seine Geschichte zu berichten, betont er mehrfach, dass er nur deshalb die Menschen nachahme, weil er einen Ausweg suche, einen Ausweg in Richtung Freiheit, die er sich aber nach allen Erfahrungen, die er mit dem Menschsein gemacht hat, nicht mehr erhoffe. Rotpeter resümierte, dass ihm nun zwei Möglichkeiten blieben, sein Leben zu fristen: entweder im Varieté oder im zoologischen Garten. Der Affe entschied sich fürs Varieté.

»Genau«, dachte ich, »das ist es, ab ins Varieté. Ich habe genug Lebenszeit im zoologischen Garten verbracht.« Und seit dem Tag ließ mich die Idee nicht mehr los, mich bei der nächsten Gelegenheit an einer Schauspielschule zu bewerben. Endlich hatte ich ein vorläufiges Ziel gefunden, und in der damaligen Euphorie lernte ich Gedichte von Heine, Rilke und Villon sowie Shakespeares Monologe auswendig.

Ich memorierte wie Kafkas Affe, was mir an guten Texten vor Augen kam. Und der Affe hatte Erfolg mit seiner Entscheidung, denn in Kafkas Geschichte wurde er ein Star im Varieté. Sein Leben verlief erfolgreich zwischen Banketten, wissenschaftlichen Gesellschaften und geselligem Beisammensein. Er hatte erreicht, was er erreichen wollte, und er bescheinigte sich selbst die Durchschnittsbildung eines Europäers. Das Grenzgängertum zwischen Mensch und Tier beherrschte er offensichtlich virtuos. Nicht so zwei andere Wesen in seiner Umgebung. Sein erster Dresseur, mit dem er »rücksichtslos« lernte, wurde selbst fast äffisch und musste zeitweise in eine Heilanstalt, und die kleine, halb dressierte Schimpansin, bei der er es sich nach Affenart wohlergehen ließ, hatte den Irrsinn des verwirrten dressierten Tiers im Blick, den er nicht ertragen konnte.

Die Buchhändlerin führte mich in einen Zirkel von Philosophen und Literaten ein, der sich wöchentlich im Hinterzimmer eines Heidelberger Studentenlokals traf. Zuerst wurde ich als Nichtstudent und Nichtakademiker etwas argwöhnisch betrachtet, als ich dann aber an einem weinseligen Abend begann, die Literatur, über die sie wissenschaftlich debattierten, lebendig vorzutragen, und manchmal sogar auch ein eigenes Gedicht dazwischenschob, war ich im Kreis der angenommene Dichterschauspieler, und man begann, mich zu akzeptieren.

Gedichte, Literatur und zwischendurch doch immer wieder einmal das kurze Aufflackern meiner Krankheit – es war eine Achterbahn der Emotionen, auf der ich mich befand. Der Wechsel von Gefühlszuständen fand in rasender Geschwindigkeit statt. Einmal empfand ich mich als ein absolutes Nichts, als ein Loch in der Natur, dann taten sich wieder glühende Gedankenmomente auf, in denen ich glaubte, dass in mir ein Gesamtkunstwerk schlummerte. Ich trug tonnenweise jugendliche Ungeduld mit mir herum. Ich dachte damals, dass ich irgendwie in eine Welt hineingeboren sei, in der sich niemand die Zeit nimmt, der zu werden, der er ist. Und diejenigen, die das wissen, werden häufig von denen, die nichts von sich wissen, attackiert. Ich sagte mir, versuche sie kurz zu machen, diese dummen Jahre der Jugend, dieses pickelhafte Herumstehen, dieses »Nicht-wissen-wohin«. Vor allem diese übervollen Hoden zu leeren, die sich ständig von selbst auffüllten mit dem ganzen Sperma, das in die Mädchen hineinwollte, diese dumme Zeitverschwendung wollte ich so schnell wie möglich durch Wissen und Geduld ersetzen. Schon damals war mir eines ganz klar: Nur mit Disziplin und Beharrlichkeit würde ich etwas erreichen können. Und mithilfe von Glück und Zufällen. »Du kannst den Wind nicht einladen«, heißt es in einem chinesischen Sprichwort, »aber du kannst das Fenster offen lassen.« Im Nachhinein betrachtet, ordnete sich mein chaotisches Leben Stück für Stück durch eine Abfolge von glücklichen Zufällen.

Anfang der siebziger Jahre, als ich von Wiesloch nach Heidelberg zog, war die Stadt ein Magnet für Suchende, Abenteurer in Sachen freier Liebe und Hippierebellen. Hausbesetzer, Ideologen mit ständig neuen Besserwissereien, Maoisten,

Beatles- und Oswald Kolle-Fans bevölkerten diese Stadt. Der perfekte Orgasmus sei der Weg zur Heilung der Welt, riefen die Studenten, beflügelt von den Büchern des Sexualtherapeuten Wilhelm Reich, der sogar den Wolken mit seinem selbst gebauten Cloudbuster zum Orgasmus verhelfen wollte. Die genitale Freiheit sei der Schlüssel zum neuen Menschen, lautete Reichs Lebenscredo. Und wer nicht richtig fickt, bekommt Krebs! Ein Karneval an Revolutionen und Demonstrationen ereignete sich. Die aus den vorhergehenden Jahrhunderten ererbten Ideale von Künstlerromantik und Revolution wurden zerlegt und ästhetisch geplündert. Es wimmelte von Zirkusclowns und Ideologien, aber nirgendwo war Orientierung. Die Hauptfeinde waren fürs Erste die Amerikaner mit ihrem »imperialistischen Krieg« gegen die Vietnamesen. Weitere Feinde waren überall und wechselten ständig. Gerettet wurde die Welt von Heidelberg aus damals nicht, sie wurde zerredet.

Für manche der damaligen Protagonisten war Demonstrieren auch das Ausleben ihres Selbsthasses mit einer gehörigen Portion explosiver Wut und einem unbändigen Selbstzerstörungszwang. Bei einigen, die ein solch inneres Gemisch in sich trugen, war der Weg zu einer terroristischen Organisation nicht weit. Mein Glück war, dass ich, wie die romantischen Schwärmer einhundertfünfzig Jahre zuvor, meine Aufbruchszeit dafür nutzen wollte, das Leben poetischer, sinnlicher zu machen. So näherte ich mich mehr der Kunstszene an und nicht irgendwelchen Terrorzellen. Man hätte damals in Heidelberg verdammt schnell abrutschen können, zum Beispiel auch in die Drogenszene, in der einige meiner damaligen Bekannten qualvoll auf der Strecke blieben. Zum Glück konnte ich meine heftige, wirre und sprunghafte Gefühlswelt in den Theaterkellern der Stadt austoben, wo ich mit

Heidelberger Zeit

Freunden Stücke von Fernando Arrabal oder von Politautor Slawomir Mrozek zur Aufführung brachte. Andere Heidelberger Bekannte buchten Flugtickets nach Indien zum Guru Bhagwan, von dem sie über das wahre Ficken in Theorie und Praxis lernen wollten, und dazu gab es dann auch noch im Schnellverfahren eine göttliche Selbsterleuchtung des Meisters. Manche aus meinem Heidelberger Bekanntenkreis strandeten als ewige Patienten in irgendwelchen Psychohinterhofpraxen.

Meine Musterung frei nach Felix Krull

Ich hoffte also, das Handicap meines schwächlichen Körpers überwinden und Heidelberg als Künstler verlassen zu können. Doch zunächst war ich nach Mannheim bestellt, um an der Musterung der Bundeswehr teilzunehmen. Nie und nimmer wollte ich eingezogen werden, mich Gruppendrill und Sackhüpfen mit Gewehr auf der Schulter, Bäumeklettern und Schlammkriechereien aussetzen. Auch die Vorstellung, mit vielen anderen in einem Zimmer schlafen zu müssen, wo mich schon mein eigenes leises Schnarchen zur Weißglut bringen konnte, behagte mir nicht. Bevor ich mich auf den Weg nach Mannheim machte, las ich noch einmal in Thomas Manns Roman *Felix Krull*. Ich hatte das Buch zwei Jahre zuvor gelesen und mich auf der Stelle mit der Hauptfigur, dem Hochstapler Felix Krull, identifiziert. Dieser Krull spielte während seiner Musterung zum Militär dem Arzt und der Kommission so gekonnt einen epileptischen Anfall vor, dass der Militärarzt ihn tatsächlich für einen Epileptiker hielt und ausmusterte. Ich muss bei meiner Musterung nur ähnlich vorgehen, dachte ich mir und studierte deshalb diese Szene im Roman noch einmal ganz genau.

Ich wollte ja unbedingt Schauspieler werden, da musste ich doch jede Möglichkeit nutzen, um für die Aufnahmeprüfung zur Schauspielschule zu trainieren. Auch Felix Krull verstand sich als Künstler. Ob ich es wohl auch mit einem epileptischen Anfall versuchen sollte? Ich färbte mir mit einem blauen Textmarker die entsprechende Szene im Roman ein und versuchte, sie vor dem Spiegel nachzustellen.

»Mein Gesicht verzerrte sich – aber damit ist wenig gesagt. Es verzerrte sich auf eine meiner Meinung nach völlig neue und schreckenerregende Art, so, wie keine menschliche Leidenschaft, sondern nur teuflischer Einfluss und Antrieb ein Menschenantlitz verzerren kann. Meine Züge wurden buchstäblich nach allen vier Seiten, nach oben und unten, rechts und links auseinandergesprengt, um gleich darauf wieder gegen die Mitte zusammenzuschrumpfen; ein abscheulich einseitiges Grinsen zerriss danach meine linke, dann meine rechte Wange …«

Nach den ersten Versuchen sagte ich mir, nur keine Grimassen ziehen, das nimmt dir keiner ab. Ich betrachtete wieder mein Gesicht im Spiegel, ohne eine Mimik zu erzeugen, und versuchte mich erst einmal durch das ständige Wiederholen der Worte einem inneren Gefühl anzunähern. »Keine menschliche Leidenschaft, nur teuflischer Einfluss, keine menschliche Leidenschaft, nur teuflischer Einfluss!« Ich sprach diese Worte wie ein Mantra so lange vor mich hin, bis mein Gesicht von ganz allein anfing, sich zu verzerren. Ich warf mich auf den Boden, meine Hände begannen zu zittern, mein ganzes Gesicht bebte, und plötzlich wurde die Erinnerung an meine Fieberschübe in mir wach. Die Grundidee von Krull war völlig richtig, durch ein gutes Spiel dem Militär zu entkommen, dachte ich mir, nur mein Spiel war nicht die Epilepsie, bei mir waren es die tatsächlich durchlebten brennenden Fieberschübe. Die hatten mich während meiner Kindheit und Jugend so häufig heimgesucht und durchgeschüttelt, dass ich sie jederzeit in mir nachspüren und sie darstellen konnte. So fuhr ich mit der Bahn nach Mannheim.

Nach intensiver Ganzkörperuntersuchung plus EKG, Liegestützen und Kniebeugen wurde ich zu einem Oberst ins Büro bestellt, der mich über die Anforderungen, die beim Wehrdienst gestellt werden, aufklärte. Neben ihm saß eine Frau um die vierzig. Sie wirkte wie seine persönliche Referentin. Ich konnte bei seinem Vortrag nicht heraushören, ob ich nun tauglich sei oder aufgrund meiner körperlichen Konstitution ungeeignet. Plötzlich sprach er über den Mangel an jungen Männern, die zur Bundeswehr wollten. Es gebe keine Tugend und keine Moral mehr unter den jungen deutschen Männern, und viel zu wenige seien bereit, für ihr Vaterland zu kämpfen und es zu verteidigen. Seine persönliche Referentin nickte ihm ständig bejahend zu, und schaute auch immer wieder so zu mir, als wollte sie mir mitteilen, dass ich doch sicher immer und zu jeder Zeit für mein Vaterland kämpfen wolle. Die Spannung wurde unerträglich, denn alles, was der Oberst da erzählte, deutete darauf hin, dass die Bundeswehr im Moment alle jungen Männer einziehen wollte, deren sie habhaft werden konnte. Aber du willst doch ins Varieté, sagte ich mir, und auf keinen Fall in den zoologischen Garten der Bundeswehr! Ich stellte mir vor, Felix Krull und Kafkas Affe würden zur Tür hereinplatzen, um mir Mut zu machen.

Der Oberst fuhr fort: »Lieber Herr Uhlig, würden Sie denn Ihr Vaterland verteidigen, wenn der Fall …« Ich hielt es nicht mehr länger aus und unterbrach. Mir sei klar, dass ich über eine schwächliche Körperkonstitution verfüge. Ich wäre auch kaum in der Lage, das Gewicht eines Maschinengewehrs in meinen Armen zu halten. Märsche über lange Strecken könnte ich nicht durchstehen, da mein Herz sofort ins Rasen gerate, und jeden Abend, wenn die Dunkelheit über mich hereinbreche, überkämen mich merkwürdige Liliendepressionen. Für Sekunden stockte ich. Wie kam ich zu dem Wort »Liliendepressionen«. Ich hatte es nie vorher in meinem Leben gehört oder gar ausgesprochen. Auch die beiden schauten mich mit merkwürdigen Blicken an. Nur nicht nachlassen, dachte ich, weiter! Du musst dich steigern. Und ich fuhr fort, dass eben bei dieser speziellen Form der Depression, der Liliendepression, die erst vor Kurzem entdeckt worden sei, die Tränen automatisch fließen, und ich mit dem Weinen oft nächtelang nicht mehr aufhören könne. Manchmal würde das Weinen sich auch zu Schreikrämpfen steigern und keiner in meiner Umgebung fände dabei seine Ruhe. Diese Anfälle würden meist ganze Nächte dauern. Die schlimmste Auswirkung der Liliendepression könne sogar zum Selbstmord führen. Ich ließ nicht locker, und beide erschraken, als ich plötzlich von meinem Stuhl aufsprang, in die Mitte des Zimmers rannte, abrupt stehen blieb und mit verzweifelter Stimme auf den Oberst einredetete, dass ich es nicht überleben würde, wenn ich nicht zur Bundeswehr käme!

Die beiden visierten mich mit einem Blick, der deutlich zum Ausdruck brachte, dass ich nicht alle Tassen im Schrank haben könnte. Richtig. Mein Plan schien aufzugehen. Ich sicherte mich doppelt ab. Nicht nur körperlich war ich für die Bundeswehr ungeeignet, ich hatte auch noch einen Sprung in der Schüssel. Ich erzählte dem Oberst und seiner Referentin, dass mein Vater, der einst ein stolzer Soldat gewesen sei, sich zu Tode schämen und mich für immer verachten würde, wenn ich als sein jüngster Sohn und einzige Hoffnung nicht das Handwerk eines Soldaten erlernen würde. Ich flehte den Oberst an, mich trotz all meiner körperlichen und seelischen Mängel unbedingt in seinen Klub aufzunehmen, sonst hätte ich das Leben eines Versagers vor mir.

Nach meinem Vortrag herrschte erst einmal Stille. Die persönliche Referentin schien etwas gerührt von meinen Ausführungen. Der Oberst aber schaute mich nur äußerst verstört an. Es flossen plötzlich sogar Tränen aus meinen Augen, Tränen, die aus der Überspanntheit der Situation stammten. Dabei winselte ich mit leiser Stimme: »Sie werden mich doch nehmen, ja?« Der Oberst bat mich darum, mich jetzt erst einmal zu beruhigen und vor seinem Zimmer zu warten. Seine persönliche Referentin würde mich gleich noch einmal hineinrufen.

Ob der Auftritt wohl überzeugend gewesen war? Mein Körper zitterte noch lange vor Aufregung, und es kam mir wie eine Ewigkeit vor, bis ich wieder in den Raum gerufen wurde. Mit ernster Stimme erklärte mir der Obert, dass er mein Engagement für die Bundeswehr und meine Vaterlandsliebe sehr zu schätzen wisse, aber dass mein Fall doch ein wenig problematisch erscheine. Ich sei ein wenig zu sensibel und auch körperlich ein wenig zu schwach, den Anforderungen, die heute an einen Soldaten gestellt würden, nachzukommen. Ich sollte mir diese Absage nun nur nicht zu Herzen nehmen, und ich könnte auch gerne die psychologische Beratungsstelle der Bundeswehr in Anspruch nehmen, falls ich diese bräuchte. Damit verabschiedete er sich von mir, wünschte mir gute Besserung und für meine weitere Zukunft alles Gute. Ich fuhr mit dem Hochgefühl eines Siegers zurück nach Heidelberg. Die Erfahrung, dass ich mit meinem Spiel so viel bewirken konnte, gab mir Mut für die bevorstehende Aufnahmeprüfung in die Schauspielschule.

Max-Reinhardt-Seminar, Wien

Ich wollte zu den Besten gehören und bewarb mich darum am berühmten Max-Reinhardt-Seminar in Wien. Über eintausendfünfhundert junge Menschen hatten sich dort in diesem Jahr zur Aufnahmeprüfung angemeldet. Drei anstrengende Prüfungstage lagen vor uns, und am Ende würden gerade einmal zehn Kandidaten übrig bleiben, denen dann die Ehre zuteil werden würde, den neuen Jahrgang zu bilden. Diese drei Tage gilt es zu überstehen, sagte ich mir. Am ersten Tag musste man zwei von vier vorbereiteten Rollen vorspielen. Ich begann mit dem Franz Mohr aus Schillers Drama *Die Räuber*, und als zweiten Text wählte ich ein eigenes Gedicht. Das sei ungewöhnlich, hieß es vonseiten der Jury, aber warum nicht auch mal ein eigener Text? Am Ende des ersten Tages blieben einhundert Bewerber übrig, und ich war mit dabei. Ich jubelte, und bei denen, die gehen mussten, flossen unzählige Tränen. Am zweiten Tag mussten wir sämtliche Fachabteilungen durchlaufen, vom Fechten über den Tanz, Pantomime bis hin zur Improvisation und zur Theorie der Theatergeschichte. Mir wurde schwindlig vor Glück, als ich auch am Ende dieses Tages wieder mit dabei war. Am dritten Tag waren wir nur noch vierzig Bewerber. Wir mussten noch unsere beiden anderen vorbereiteten Rollen vorspielen. Am Abend war es dann so weit: Neun Bewerber waren übrig geblieben, und ich gehörte zu ihnen. Ich hatte es geschafft! Yeah! Der kränkelnde, fiebrige Junge aus Wiesloch war angenommen an der berühmtesten und besten Schauspielschule im deutschsprachigen Raum. Alle neun sprangen wir in unserer Euphorie in den Brunnen des Schönbrunner Schlossgartens. Und selbst im kühlen Wasser konnte ich es kaum fassen, dass alle diese großartigen Schauspieler und Regisseure, aus denen die Professorenschaft des Max-Reinhardt-Seminars bestand, mich mit ausgewählt hatten. Es dauerte, bis ich realisierte, dass es tatsächlich mein Spiel, mein Auftreten, meine Persönlichkeit und meine Phantasie waren, mit denen ich das Gremium hatte überzeugen können. Ich konnte beim Spielen offenbar einen Zustand der sehr bewussten Selbstvergessenheit erreichen, und das Vorsprechen kam mir vor, wie ein geglückter Ausbruch aus dem Gefängnis meines Selbsts. Aus dem dünnen und kränklichen Schulversager war ein echter Student geworden, der nun auch noch in den rechtmäßigen Besitz eines echten Studentenausweises kam. Nun würden mich hoffentlich keine Alpträume mehr plagen, bei denen mich der Oberste Gerichtshof mehrmals im Monat aufforderte, unverzüglich mein Abitur vorzuzeigen. Verzweifelt lief ich in diesem Traum los und suchte die halbe Welt nach meinem Abitur ab, aber konnte es nirgends finden. So gestand ich dem Richter, dass ich gar kein Abitur hätte, der mich daraufhin zu einem Fieberanfall mit einer Dauer von drei Jahren verurteilte.

Schauspielerei konnte man ohne Abitur studieren, und man besaß dabei dennoch den Status eines Hochschülers. Das war für mich damals elementar wichtig.

Im Bann von *Mars*

Die meiste Zeit unseres Schauspielstudiums verbrachten wir Jungkünstler philosophierend in den berühmten Wiener Kaffeehäusern wie dem Hawelka, dem Café Landtmann oder dem Sperl. Wir sahen uns als wandelnde Gesamtkunstwerke, und wir wollten nur eines: berühmt, geliebt und anerkannt werden! Für mich war das Theater die Rettung aus den demütigenden Welten, in die mich meine merkwürdige Krankheit geworfen hatte. In der Kunst konnte ich mich frei bewegen, ihr konnte ich mich anvertrauen, in ihr konnte ich zum Ausdruck bringen, was in mir tobte. Die Studienzeit war ein herrlicher Spielplatz der Selbstbehauptung. Da ich von der realen Theaterwelt überhaupt keine Ahnung hatte, außer dass ich einer sehr theatralischen Familie entsprang, wusste ich natürlich nicht, was alles auf mich zukommen würde.

Warum ich dann mein erstes Engagement ausgerechnet am Rheinischen Landestheater in Neuss antrat, weiß ich heute nicht mehr. An einem Landestheater zu arbeiten bedeutet für die Schauspieler, ständig im Bus unterwegs zu sein, um die Stücke auch in den umliegenden Kleinstädten mit ihren Theatern, Stadthallen oder Vereinsräumen aufzuführen. An diesen seltsamen Theaterorten konnte einem während des Auftritts schon einmal ein Kaugummi an die Stirn gespuckt werden. Manchmal mussten wir Schauspieler uns auch durch Küchen hindurchzwängen, um auf die Bühne zu gelangen. Unsere Kostüme, die Haare, ja, der gesamte Körper rochen dann nach verbranntem Fett, ein unangenehmer Geruch, der zur frustrierten Atmosphäre bei der nächtlichen Heimfahrt im Bus beitrug. Ich gehörte immerhin noch zu den blutjungen Anfängern mit Zukunft, aber für die älteren Kollegen war dieses Programm Endstation. Die langen Heimfahrten nach Neuss nutzte ich mit dem Lesen eines Romans, der mich von Anfang an ganz in seinen Bann zog und der meinen weiteren Lebensweg entscheidend prägen und verändern sollte.

Der Titel des Buches lautete *Mars*, der Autor hieß mit Pseudonym Fritz Zorn und mit seinem richtigen Namen Fritz Fürchtegott Angst. Es war die Geschichte eines jungen Mannes, der in einer reichen Familie am Zürichsee aufwächst und mit dreißig Jahren an Krebs erkrankt. Im Wettlauf gegen seinen Tod erzählt er im Buch seinen persönlichen Lebensweg, die Geschichte eines Menschen unserer Zeit, der erst durch den nahen Tod Gefühle für das Leben entwickelt. Das Buch ist der quälende Aufschrei einer verlorenen, aber immer noch suchenden Kreatur. Der Autor beschreibt dabei seinen Krebs als wucherndes Geschwür unserer Wohlstandsgesellschaft. Kurz vor Drucklegung seines Buchs erlag er seiner Krankheit.

Die schonungslose Biografie Zorns öffnete in mir Erinnerungsräume an meine Kindheit, die die Zeit verschlossen hatte. Diesen Zorn will ich auf die Bühne bringen, dieser Zorn ist der Hamlet unserer Tage, dachte ich während der langen Busfahrten, wo es so oft nach altem Fett stank. Nachdem ich den Roman zu Ende gelesen hatte, eilte ich zu meinem Intendanten und kündigte auf der Stelle, nach gerade einmal einem Jahr, meinen Zweijahresvertrag. Ich wollte nicht mehr als Liebhaber in muffeligen Kostümen in den Hinterhoftheatern der Provinz mein Dasein verbringen, ich wollte mit meinem Zorn in die Welt.

Eine Uraufführung im Kaffeehaus

Ich konnte in meiner damaligen Lebensphase nur Ruhe und Konzentration finden, wenn die Dinge um mich herum in Bewegung waren. Um den Roman zu einem Theaterstück umzuarbeiten, buchte ich mehrere Nachtreisen mit dem Zug. Meine erste Reise ging nach Venedig und von dort weiter nach Malaga. Während die dunklen Landschaften und beleuchteten Städte an mir vorbeirasten, entwickelte sich Zorns Roman zu einem lebendigen Theatermonolog. Meistens hatte ich das

Glück, allein im Abteil zu sein, und so konnte ich die Texte laut vor mich hin sprechen, so, als ob ich bereits auf der Bühne stünde. Hatte der Zug am Morgen sein Ziel erreicht, fuhr ich direkt zu den Stränden der Städte, die ich mir ausgewählt hatte, oder in einen Park und holte dort an einem schattigen Plätzchen den versäumten Schlaf nach. Am Abend ging es dann weiter zum nächsten Ziel, Paris, Hamburg, London. Ich führte mein Zug-Nachtleben so lange fort, bis die Romanbearbeitung fertig war.

Mit diesem Stück im Koffer ging ich 1978 nach Berlin. Ich hatte von einer alten Jugendstilvilla in der Kurfürstenstraße 58 gehört, die in den zwanziger Jahren Domizil des Stummfilmstars Henny Porten gewesen war und später der Gestapo als Spielkasino diente. In diesem Haus hatte die Österreicherin Uschi Bachauer ein Café nach österreichischer Kaffeehaustradition ins Leben gerufen. Das Besondere an dem Haus war, dass hier gleichzeitig auch interessante Kulturveranstaltungen wie Lesungen, Uraufführungen von Theater- und Musikstücken, Performances und vieles andere stattfanden. Diese Verknüpfung von klassischem Kaffeehaus und avantgardistischer Kunst hatte das Café sehr schnell über die Grenzen Berlins hinaus bekannt gemacht. Dort wollte ich als passionierter Kaffeehausliebhaber mein Glück versuchen und mein Theatervorhaben zur Aufführung bringen.

Und ich hatte Glück. Das Kaffeehaus existierte noch nicht lange, und Frau Bachauer hatte noch Lust auf spontane Treffen mit jungen Künstlern. Mit fortschreitender Berühmtheit des Ortes wurde es äußerst schwierig, einen Termin bei ihr zu bekommen. Als ich ihr damals am Kaffeehaustisch gegenübersaß, benötigte ich keine dreißig Minuten Überzeugungsarbeit, und sie gab mir die Möglichkeit, mein Stück in ihren Räumen uraufzuführen. Sie bestellte beim Kellner zwei

Gläschen Champagner, erzählte von ihren ersten Kaffeehausbesuchen in Graz, von wo sie stammte, und vom berühmten Kaffeehaus Hawelka in Wien, wo sie als junges Mädel vom Kellner Seitenplätze zugewiesen bekam, während die guten Mittelplätze den bekannten Malern und Schriftstellern vorbehalten waren. Nach mehreren Gläschen Champagner bot sie mir sogar an, dass ich hier im Hause proben und auch bis zur Aufführung wohnen könne, in den oberen Räumen der Villa gebe es noch freie Zimmer. So viele gute Dinge auf einmal.

Im März 1980 war es dann soweit. Die Uraufführung von *Mars* konnte stattfinden. Das Licht im Saal ging aus, und ich stellte mich im Dunkeln auf die Bühne. In meiner rechten Hand hielt ich einen roten Koffer, in dem die wenigen Requisiten für das Stück bereitlagen, über meinem Arm lag ein abgetragener Trenchcoat. Der »Tango des Todes« von Ástor Piazzolla wurde eingespielt. Die Musik sorgte für langsam einkehrende Stille im überfüllten Zuschauerraum. Ein Lichtkegel richtete sich auf mich. Innerlich zitternd, aber nach außen mit gespielter Gelassenheit begann ich ruhig, untheatralisch und mit höchster Konzentration mit dem Text: »Mein junger Tod war kein zufälliger. Ich war an dem erkrankt, an dem wir heute mehr oder weniger alle kränkeln. Es ist zwar heute kein Problem, etwas kaputtzumachen, es stellt sich aber die Frage, wohin mit dem vielen Abfall.« Nach anderthalb Stunden beendete ich erschöpft den Zornschen Monolog, aufgekratzt und erleichtert: »Como, der 26. September. Fritz Fürchtegott Angst sitzt an einem sonnigen Herbsttag in einem kleinen Café am Comer See. Er wird an diesem Tag seine Aufzeichnungen beenden, die nach seinem Tode unter dem Titel *Mars* erscheinen werden. Mars, der Gott des Krieges, Mars, der dunkle Gott des Todes und der Unterwelt. Mars aber auch, der Gott des Frühlings und der Hoffnung, der Läuterung und des neuen Aufblühens. Der letzter Satz in seinem Roman lautete: ›Ich durfte nicht leben, ich durfte nicht sterben, ich befinde mich im Zustand des totalen Krieges. Adieu.‹«

Das Licht im Saal ging an. Zuerst herrschte eine erdrückende Stille im Raum. Die Zuschauer reagierten ergriffen. Langsam begann ein zurückhaltendes Klatschen, das schließlich in tobenden Applaus überging. Ich war erleichtert. Ich war glücklich. Mir ging ein Liedtext aus dem Stück nicht aus dem Sinn: »Er war ein Häufchen Schrott/Verlassen vom lieben Gott/Er war ein ewiger Patient/Und jetzt ein Bestseller-Happyend.«

Zorns *Mars* hatte mich nach Berlin gebracht, wo zwischen Uschi Bachauer und mir über die Jahre eine Freundschaft entstand, die schließlich auch dazu führte, dass ich heute ein eigenes Kaffeehaus betreibe. Obwohl ich an nichts Übersinnliches glaube, könnte man im Nachhinein manchmal denken, es gebe so etwas wie eine Fügung. Denn in meinem Kaffeehaus lernte ich Mara kennen, meine Frau, die mir durch ihre Niere ein zweites Leben schenkte.

Fernseherinnerungen

»Wenn Mama und du ins Krankenhaus kommen«, fragt mich meine Tochter heute zum Auftakt unseres gemeinsamen Sonntagsfrühstücks im Café, »nehmt ihr mich dann mit, und kann ich dann auch bei euch mit im Zimmer schlafen?«

»Das wird nicht so einfach gehen. Aber meine Schwester Manuela wird zu uns nach Berlin kommen und auf dich aufpassen, bis Mama und ich wieder bei dir zu Hause sind.«

»Wird das lange dauern, Papa?«

»Zwei bis drei Wochen, aber dann sind wir auch schon wieder zusammen.«

»Aber ich kann dich und Mama jeden Tag im Krankenhaus besuchen?«

»Natürlich, mein Kind, jeden Tag nach der Schule! Mama und ich werden auf dich warten!«

»Wenn du nicht zu Hause bist, Papa, werde ich auch nicht viel Fernsehen schauen, das verspreche ich dir! Nach den Hausaufgaben werde ich jeden Tag ein Bild für dich und Mama malen, ich werde lesen und mit meinem Bauernhof spielen. Dazwischen schaue ich höchstens einmal kurz einen Tierfilm oder Kika, ja, Papa?«

»Papa ist stolz auf dich!« Diesen Satz sage ich immer, wenn ich das Gefühl habe, dass meine bisherige Erziehung nicht ganz danebengegangen ist.

»War dein Papa eigentlich auch so streng mit dem Fernsehschauen? Und was hast du als Kind im Fernsehen sehen dürfen?«, fragt meine Tochter neugierig.

»Mein Vater musste gar nicht so streng sein, was Fernsehen angeht, da es zu meiner Zeit gerade mal zwei Fernsehsender gab und nicht Hunderte wie heute, mit kaum nachvollziehbaren Schnitten und all der Gewalt«, erkläre ich.

Die Fernsehwoche meiner Kindheit bestand aus drei amerikanischen Serien: »Lassie«, über den treuen Colliehund und Freund aller Kinder, »Fury«, über den wilden schwarzen Hengst, der alle Menschen mit guten Absichten auf dieser Erde rettete, und die Cowboy- und Familienserie »Bonanza«. Zusammen machte das genau neunzig Minuten Schwarz-Weiß-Fernsehen pro Woche. Die andere freie Zeit verbrachte ich mit meiner Phantasie und den Abenteuern in meinem Kopf. Mehr Fernsehen erlaube ich auch heute meiner Tochter nicht. Spannende Dokumentationen über ferne Länder und Tierfilme, alles was die Neugierde, das Wissen und die Phantasie anregt und fördert, schauen Tochter und Vater gerne gemeinsam. Einmal, als meine Tochter noch etwas jünger war und wir uns gemeinsam einen Film über die Tierwelt des Amazonas anschauten, fragte sie mich, ob ich ihr einen dieser wunderschön bunten und sprechenden Papageien aus dem Fernsehgerät herausholen könnte, die würden ihr sicherlich bei ihren Hausaufgaben helfen.

Bei diesem Satz musste ich an ein eigenes frühes Fernseherlebnis denken, nämlich als es im Stall meines Lieblingshengstes Fury zu brennen begann. Ich war allein im Zimmer und rannte sofort zum Fernseher, untersuchte das Gerät von allen Seiten in panischer Angst, die Flammen könnten auf den Wohnzimmerteppich überspringen. Als der Brand immer heftiger wurde, lief ich in den ersten Stock unseres Hauses hinunter, wo die Küche lag, und füllte dort zwei Eimer mit kaltem Wasser. Mit diesen gefüllten Eimern rannte ich zurück nach oben. Es brannte weiter in der Serie, es wollte einfach nicht aufhören zu brennen, aber noch blieb das Feuer zu meinem Glück im Fernseher. So saß ich mit beiden Eimern auf der Couch und hielt mich krampfhaft an den Henkeln fest, bis im Film die erlösende Feuerwehr kam, der Brand gelöscht und Fury gerettet wurde. Langsam beruhigte ich mich wieder, denn wären die Flammen aus dem Fernseher gekommen und auf den Teppich gesprungen, hätten sie sich sicher sofort einen Weg zu meinen Händen und Füßen gebahnt, wären da hineingekrochen, und ich hätte einmal mehr die brennenden Fieberschübe ertragen müssen, von denen ich gerade erst seit ein paar Wochen wieder erlöst war.

Crossmatch

Meine Nierenwerte sind nicht sonderlich gut, aber endlich geschieht etwas, der Untersuchungsmarathon für Mara und mich beginnt. Über vierzehn Tage werden wir durchgecheckt. Von den Ergebnissen hängt ab, ob Mara mir eine ihrer Nieren spenden kann und ob unsere Körper überhaupt in der Verfassung sind, eine solche Operation durchzustehen. Nach unzähligen Tests und Untersuchungen bekommen Mara und ich endlich den abschließenden Termin bei der Professorin. In größter Spannung begeben wir uns in ihr Behandlungszimmer. Sie betrachtet uns kurz mit sehr ernster Miene, die zu einem Lächeln übergeht. Wir beide hätten das große Glück, das nicht vielen Paaren gegeben sei. Alle unsere Werte deuteten darauf hin, dass eine Transplantation zwischen Mara und mir möglich sei. Aufatmen. Erleichterung. Neue Anspannung. Wird die Transplantation denn auch gelingen? Beruhige dich, mein Junge. Zuerst die Freude. Der Rest wird kommen, wie er kommen soll.

Am meisten erfreut ist die Professorin darüber, dass wir beim »Crossmatch« so gut abgeschnitten haben, denn das sei eine der ausschlaggebenden Untersuchungen, nach deren Ergebnis überhaupt erst entschieden werden kann, ob eine solch schwierige Operation durchführbar ist. Beim Crossmatch, zu Deutsch »Überkreuzspiel«, wird Maras Blut mit meinem zusammengebracht, um herauszufinden, ob und wie sich unser Blut miteinander verträgt. Unser Blut habe sich bei der Untersuchung in Harmonie miteinander vereint.

Die Professorin verliest die weiteren Ergebnisse unserer Untersuchungen, eine Aneinanderreihung fachmedizinischer Ausdrücke. Ihr Vortrag bekommt dabei etwas offiziell Förmliches, und Mara und ich haben das Gefühl, als hätten wir gerade alle Prüfungen bestanden und die Professorin überreicht uns ein gemeinsames Diplom zum »Weiterleben«.

Nach diesen dreißig Minuten kommen wir unmittelbar zum unangenehmen Teil des Gesprächs. Die Professorin teilt uns mit, was während der Operation und danach alles schiefgehen kann. Sie müsse uns das leider so sagen, auch, um die Ärzte und das Krankenhaus gegen unvorhersehbare Ereignisse abzusichern. Es kommt mir vor, als würde sie uns gerade den Beipackzettel zu einem sehr starken und gefährlichen Medikament vorlesen, und die Chancen, die Nebenwirkungen zu überleben, scheinen sehr gering zu sein. Ich schaue immer wieder zu Mara hinüber, die ganz ruhig neben mir sitzt, und wundere mich, dass sie noch nicht aufgestanden ist und fluchtartig das Büro verlassen hat. Mara sitzt da wie eine Generalin, die sich vorgenommen hat, mit mir diesen Kampf gegen meinen Tod zu gewinnen. Sie hat sich für diesen Feldzug entschieden, und kein Hindernis scheint sie mehr aufhalten zu können. So ist Mara, manchmal stur, aber im Inneren strahlt ein fester Kern, den ich immer als das Mara-Atom bezeichne. Sie weiß genau, wie tief die Werkzeuge der Medizin in ihren Körper eindringen werden und dass sie dabei Wunden und Schmerzen hinterlassen werden.

Die Rede der Professorin scheint kein Ende zu finden. In aller Klarheit und Deutlichkeit formuliert sie immer weitere mögliche Komplikationen. Meine Nervosität wird wieder größer, und um mich von all den möglichen Dingen, die schiefgehen können, abzulenken, spiele ich mit den Chipkarten unserer Krankenkasse, die vor mir auf dem Tisch liegen. In schwarzer Druckschrift lese ich Maras Name. Ich hatte vergessen, wie lang er eigentlich ist. Ich denke darüber nach, warum man in Südamerika einer Person so viele Namen gibt: Mara-Iris-Maria-de-Lujan Romero-Uhlig. Dabei fällt mir auf, dass »Maria de Lujan« der Name einer berühmten Heiligen in der katholischen Welt ist, die in Argentinien sehr verehrt wird. Ist das ein Wink der Krankenkasse, die mir an diesem besonderen Tag sagen will, dass Mara eigentlich eine Heilige ist, die mir das Schicksal zu meiner Rettung geschickt hat? Eine Heilige, die mir ihr Innerstes opfert! Ein Liebesdienst ohnegleichen! Und dieses Wunder kommt mir zu, der ich eigentlich religiös unmusikalisch bin. Eher bin ich ein atheistischer Neurophilosoph, der sich seinen Lebenssinn durch einen neugierigen Geist erarbeitet. Für mich, der ich mich nur mit dem Dasein und nicht mit dem Jenseits verbinden kann, bedeutet das, dass ich in meinem ersten und einzigen Leben nochmals eine Chance auf Verlängerung bekomme, ein zweites im ersten sozusagen, und das nicht durch eine Heilige oder durch anderen Glaubensfirlefanz, sondern einzig und allein durch die Haltung meiner geliebten Frau Mara. Kann man in seinem Leben ein schöneres Geschenk bekommen? Nein! Die Krankenkasse sollte sich bei Mara bedanken: Denn eine gelungene Organspende kostet die Kassen, also die ganze Gesellschaft, ein Vielfaches weniger, als einen Menschen über Jahre mit Dialyse am Leben zu halten. Bei dem von der Politik verschuldeten Organmangel in Deutschland warten zur Zeit mehrere Zehntausend Menschen an der Dialysemaschine auf eine Niere.

Die Professorin unterbricht das Spiel meiner Gedanken, indem sie uns ihren Vortrag nochmals in Schriftform und doppelter Ausführung zum Gegenzeichnen vorlegt. Mara unterschreibt. Ich unterschreibe.

»Wie hoch stehen unsere Gewinnchancen?«, frage ich.

»Sehr hoch. Sie beide schaffen das.«

Die Professorin fügt noch ein letztes P.S. hinzu. Nach der Transplantation müsse ich mir darüber im Klaren sein, dass ich für den Rest meines Lebens täglich Tabletten zu mir nehmen müsse, um meine Immunabwehr ruhig zu halten und eine Abstoßung von Maras Niere zu vermeiden. Ansonsten bestünde die Gefahr, dass meine Killerabwehrzellen doch noch Maras Niere als fremdes Gewebe entlarven und ihr den Kampf ansagen könnten. Auch wenn Maras Niere aufgrund unserer Werte in meinen Körper eingesetzt werden kann, so wird ihre Niere trotzdem immer ein fremdes Organ in meinem Körper sein. Mara müsse damit rechnen, dass sie nach der Operation einige Wochen ziemlich starke Schmerzen haben werde. Das läge daran, dass für die Entnahme ihrer Niere Muskelstränge durchtrennt werden müssen, und es würde eben dauern, bis dieser Eingriff verheilt sei. Bei mir hingegen gebe es nur einen Schnitt in die rechte Bauchhöhle, in die Maras Niere gelegt werde, und der sei erfahrungsgemäß weniger schmerzhaft.

Ich frage die Professorin, wann die Operation denn stattfinden solle. Da das Sterben meiner beiden Nieren einigermaßen verlässlich vonstattengehe, schlägt sie vor (dabei blättert sie in ihrem Kalender), den OP-Termin auf den 21. März 2006 zu legen. Um diesen Zeitpunkt herum müsse das Limit meiner eigenen Nierenleistung erreicht sein, und man könne einen fließenden Übergang zu Maras gesunder Niere schaffen. Eine Übergangszeit an der Dialysemaschine bliebe mir damit erspart.

Noch vier Monate also, dann ist diese furchtbare Interimslebenszeit für mich endlich zu Ende, vier Monate Abschied von meinen morbiden Nieren, die mich bis zu meinem dreiundfünfzigsten Lebensjahr gebracht haben.

»Kann ich noch vor unserer Operation mit meiner Familie eine Reise nach Brasilien wagen?«, frage ich die Professorin.

»Tun sie das, genießen sie Ihre Zeit«, antwortet die Professorin.

»Und wenn meine Nieren dort plötzlich versagen?«

»Die werden nicht versagen«, wirft Mara blitzschnell ein, »ich bin doch bei dir. Ich passe schon auf.« So bleibt der Professorin erspart, meine Frage zu beantworten. Es kann ja immer etwas passieren, ein vergifteter Körper kann immer irgendwo da draußen in der Welt zugrunde gehen, das ist das Leben.

Die Professorin möchte wissen, wie lange wir bleiben wollen. »Drei Wochen«, antwortet Mara. Wenn wir zurück seien, müsse Mara als Spenderin noch die Ethikkomission aufsuchen. Dieser Termin, den die Professorin schon organisiert habe, sei wichtig, denn ohne grünes Licht der Kommission könne die Operation nicht stattfinden. Das ist die letzte Information an diesem Tag.

Eine brasilianische Geistheilerin

Einer der renommiertesten Ausstellungsorte in Brasilien, die staatliche Kunsthalle der Fundacao Joaquim Nabucco in Recife, hat mich eingeladen, meine Malereien, Fotoarbeiten und Installationen auszustellen. Zum einen ist es mir eine große Ehre gewesen, diese Einladung zu erhalten, zum anderen wollen Mara und ich auch die Reise nutzen, um unsere bevorstehende Operation ein wenig zu vergessen. Wenn ich nie wieder aus der Narkose erwache?

Raoul, Leiter der Kunsthalle, holt Mara, Geraldine und mich am Flughafen ab. Er fragt nach meinem Gesundheitszustand, von dem ich ihm bei seinem letzten Berlinbesuch erzählt habe. Mara berichtet Raoul von unserer bevorstehenden Operation. Raoul rät uns, während unseres Brasilienaufenthalts unbedingt eine Geistheilerin aufzusuchen. Vielleicht könne sie etwas herausfinden, die Ursache der Erkrankung, mich vielleicht sogar heilen, und wir könnten uns die Tortur der Transplantation ersparen. Ich erzähle Raoul von meinen Erfahrungen mit unseren europäischen Geistheilern, den Homöopathen, und dass ich mein Leben doch lieber in die Hände der klassischen Medizin gebe. Was habe ich schon zu verlieren, entgegnet Raoul. Die brasilianischen Schamanen hätten manches Wunder vollbracht und könnten einfach sehr gut zwischen dem Menschen und Geistern vermitteln. Auf jeden Fall sei es doch ein Versuch wert, jetzt, wo wir sowieso schon im Lande seien. »Wir werden auf jeden Fall einen Geistheiler aufsuchen«, beschließt Mara.

Einen Tag später am Strand löst das Rauschen des Wassers in mir eine große Ruhe aus. Ich bin unendlich glücklich, dass ich gegen meine Angst diese Reise mit Mara gewagt habe. Jorge, ein uns zugedachter Betreuer, begleitet Mara und mich am Abend im Wagen zu dem kleinen Dorf, in dem die Geistheilerin lebt. Ich habe eigentlich gar keine Lust, sie zu besuchen. Es ist eher Maras Neugierde, und so hat sie mich überredet, eine Sitzung mitzumachen. Der Mensch ist ein Wesen, das sich auch noch am dünnsten Strohhalm Hoffnung festhält. Laura, die Haushälterin, die unseren Besuch angekündigt hat, bleibt in unserem Domizil zurück, um unsere Tochter zu betreuen. Nach einer guten Stunde Fahrzeit erreichen wir unser Ziel.

Da es seit einiger Zeit stark regnet, ist der Weg zur Hütte der Geistheilerin ein einziges Balancieren vorbei an großen Pfützen, die sich in den Löchern der ungepflasterten Straße gebildet haben. Eine Frau von ungefähr fünfzig Jahren und mit eindrucksvollem Körperumfang öffnet uns die Tür des ärmlich wirkenden Hauses. Sie trägt eine sehr eng sitzende Jeans, auf der ein Label von Armani zu sehen ist.

Wir drei sollen auf einer blau angestrichenen Holzbank Platz nehmen, die in einem kleinen Zimmer steht, dessen Wände pfirsichfarben angestrichen sind. Die beleibte Dame verschwindet hinter einer Tür. Sie werde uns zu gegebener Zeit rufen, bescheidet sie uns. Plastikblumen in allen möglichen Farbvarianten stehen in einer angestaubten Vase vor uns auf dem Tisch. Aus Zeitungen ausgeschnittene Heiligenbilder der Jungfrau Maria kleben neben der Popikone Madonna an der Wand. Das Papier ist längst angegilbt. Fotos von Familienmitgliedern hängen rahmenlos daneben. Unzählige CDs liegen auf dem einzigen Regal im Zimmer neben einem verstaubten Abspielgerät. Ich frage Jorge, ob die Dicke die Geistheilerin sei, was er verneint. Sie sei nur die Assistentin oder besser ausgedrückt: deren geistige Helferin.

Die Begegnung mit der Geistheilerin selbst findet in einem anderen Zimmer des Hauses statt, das Schlafzimmer, Küche, Toilette und Bad, Wohn- und Behandlungszimmer in einem ist. Mehr Zimmer gibt es in diesem Haus nicht. Sie, schwarzhäutig und gut genährt, allerdings nicht ganz so dick wie ihre Assistentin, trägt ein hellrosafarbenes Kostüm. Der Rock reicht bis zum Boden und gibt ab und an beim Gehen ihre nackten Füße frei. Jorge und Mara übersetzen der Geistheilerin mein Anliegen, und als sie meine Nieren erwähnen, beginnt sie, heftig zu lachen. Bei ihr sei es die Leber, die angegriffen ist. Kein Wunder, sagt Mara, bei dem vielen Cachaça, den sie während und nach ihren Séancen trinkt. Auch ihr Magen streike, aber sie esse eben einfach zu viel und zu fett, was jeder, und dazu muss man weder Hellseher noch Heiler sein, sofort an ihrem Körper erkennen könne. Sie spricht so selbstverständlich von ihren Krankheiten, dass man den Eindruck gewinnt, dass sie mit ihnen sehr gut leben kann. Sie sagt Mara, dass sie nun beginnen werde, sich in meine Welt zu versenken. Dabei werde sie versuchen, zu meinen Geistern wie zu meinen verstorbenen Ahnen Kontakt aufzunehmen. Diese Ahnengeister könnten ihr Auskunft geben, welcher Dämon meine Nieren besetzt hält. Meine Aufgabe bestehe nur darin, den Blickkontakt zu ihr zu halten.

Die Frau nimmt einen gigantischen Schluck aus einer Cachaça-Flasche und geht dabei auf mich zu. Sie versprüht aus ihrem Mund einen Teil der alkoholischen Flüssigkeit über meinen ganzen Körper, was mich bei der Hitze ein wenig abkühlt. Warum sie das mache, frage ich. Dämonen würden den Geruch von Cachaça lieben, das würde sie aus ihren Verstecken locken. Sie spricht Beschwörungsformeln und wechselt zu Gesängen, die sich für mich ähnlich wie ein unverständlicher Rap anhören, gepaart mit Gospeleinlagen. Mit dieser Musikeinlage begleitet sie ihr Ritual, das ich in jedem Fall unterhaltsamer finde als die eher trockene Begegnung mit dem Homöopathen in Deutschland.

Mara und Jorge übersetzen mir alles. Jetzt werde sich die Geistheilerin in einen tranceartigen Zustand begeben. Nach ein paar Minuten konzentrierten Schweigens schreit sie plötzlich. Sie sehe bereits meinen Dämon, der wie ein schwarzer Schatten um meine beiden Nieren schwebe. Der Körper der Geistheilerin beginnt zu zucken, und diese Zuckungen entwickeln sich zu einem Tanz. Schreie, Tanz, Gesänge, ein faszinierendes Schauspiel ereignet sich vor unseren Augen, das mich schon sehr an den Improvisationsunterricht meiner Schauspielschulzeit erinnert. Sie sei dem Dämon ganz nahe, aber er gebe sich noch nicht zu erkennen. Sie fordere ihn auf, sofort meine beiden Nieren zu verlassen. Die Geistheilerin wirkt sehr angestrengt und ruft ihrer Assistentin zu, dass sie sofort die Nachbarin holen solle, der Dämon sei zu stark, sie schaffe das nicht allein. Während des ganzen Happenings ist die Assistentin bislang cool am Herd gestanden, um Kaffee aufzubrühen. Es scheint so, als habe sie dieses Schauspiel schon tausendmal erlebt. Sie verlässt völlig unaufgeregt das Zimmer, um ihren Auftrag zu erfüllen.

Die Hautfarbe der Nachbarin ist weiß, ihre Leibesfülle ähnlich der der Geistheilerin. Kaum hat sie das Zimmer betreten, verfällt sie sofort in Trance, ohne uns zu begrüßen. Die Geistheilerin erklärt Jorge und Mara, dass die Nachbarin nun versuchen werde, sich in ein Medium zu verwandeln, so könne die Nachbarin mit dem Dämon sprechen. Beide Frauen umklammern nun dramatisch meine Hände. Ihre Leiber zucken, es sieht aus, als führten sie einen Kampf gegen Luftgeister, in schnellen Abständen schlagen sie auf etwas Unsichtbares ein. Die Nachbarin schreit den Dämon an, er möge sich auf der Stelle von mir entfernen, mich loslassen, für immer meinen Körper verlassen.

Die Geistheilerin gibt eine Art Zwischendiagnose: Es sei ganz klar, ich sei von einem Dämonen besetzt, aber sie könne heute noch nicht sagen, wer mir diesen Dämon geschickt habe, der sich in meinen Nieren eingenistet habe, um sie zu attackieren. Dieser Dämon sei ein ganz zähes Biest ohne gute Eigenschaften, ohne Moral, ohne Glauben, er sei der totale Zerstörer. Manchmal unterbricht die Nachbarin mit fürchterlichen Zischlauten die Diagnose. Die beiden sind ein gut eingespieltes Team, sage ich zu Mara in diesem Moment. Ich solle sofort still sein, herrscht mich die Geistheilerin an, ihre Nachbarin, das Medium, übersetze nun, was der Dämon zu sagen habe: »Ich habe deine beiden Nieren dazu gebracht, sich zu streiten, anstatt dein Blut zu reinigen und deinen Körper von Giften zu befreien. Die linke Niere habe ich so beeinflusst, dass sie es immer deinem Vater recht machen will. Die rechte Niere habe ich so beeinflusst, dass sie es immer deiner Mutter recht machen will. So haben deine Nieren nie für dich, sondern immer nur für mich, für meine Befehle und Wünsche gearbeitet.«

»Wer bist du?«, schreien die Geistheilerin und die Nachbarin zugleich. »Gib dich zu erkennen, du feiger Dämon!«

Und von einer Sekunde auf die andere werden die beiden Frauen wieder völlig normal. Heute könne der Dämon nicht mehr ausgetrieben werden, spricht die Geistheilerin voller Bedauern, da er ein besonders sturer und hartnäckiger sei. Der Dämon habe sie und die Nachbarin sehr erschöpft. Auch würde morgen die Tochter der Nachbarin heiraten, und da müsse man dringend mit den Festvorbereitungen beginnen. In zwei Tagen sei die Hochzeit vorbei und dann sollten wir wiederkommen. Da der Dämon ein besonders schwieriger sei, bräuchten sie zur Austreibung noch eine Sitzung, was auch günstiger sei als eine.

Ich muss laut lachen, weil mich das an das Geschäftsgebaren des Homöopathen in Deutschland erinnert. Für die nächste Behandlung sollten wir nicht vergessen, eine Flasche Cachaça und eine Flasche Johnny Walker mitzubringen.

Ich frage die Geistheilerin, warum es gerade Johnny Walker sein sollte. Das sei der beste Whisky, gerade für Austreibungen, sie hätte alle probiert. Mit ihm könne man fast alle Dämonen austreiben, auch diejenigen, die sich zum Beispiel in der Nähe der Prostata eingenistet haben. Auch ihren eigenen Leberdämon habe sie, seit sie mit Johnny Walker arbeite, besser im Griff. Beim Abschied flüstert sie mir noch zu, dass ich mir für unser nächstes Beschwörungstreffen Gedanken darüber machen solle, ob es in meinem Leben eine schwarzhaarige Frau gegeben habe, die mir nichts Gutes wollte und die mir eventuell diesen Dämon geschickt haben könnte.

Bei der Rückfahrt im Auto lachen wir drei herzhaft über die Vorstellung der beiden Frauen.

Aus der Perspektive eines Schauspielers fand ich die beiden Heilerinnen sehr eindrucksvoll. Aber hinsichtlich meiner geheimnisvollen Erkrankung verabschiede ich mich endgültig von allen medizinischen Ausschweifungen und Heilsversprechungen und werde mich bis auf Weiteres der klassischen Schulmedizin anvertrauen. Die Performance hat uns immerhin bestens unterhalten, und wir werden der Geistheilerin eine Flasche Johnny Walker mit der Post schicken.

Mara vor der Ethikkommission

Brasilien und all die schönen Erlebnisse dort haben meine Gedanken weit von unserer bevorstehenden Operation weggetragen. Heute, wenige Wochen vor den Eingriffen, muss Mara bei der Ethikkommission vorstellig werden. Ein Psychologe, eine Nephrologin und ein Jurist bilden diese Kommission. Die ersten Fragen an Mara gleichen einem Verhör: ob der Organempfänger sie erpresse oder unter Druck setze, ob Geldzahlungen mit im Spiel wären und eventuell solche Zahlungen ihre Entscheidung beeinflusst hätten, ob sie sich über die gesundheitlichen Folgen im Klaren sei. Nachdem Mara der Kommission mitgeteilt hat, dass wir bereits ein gemeinsames Kind haben, seit einigen Jahren zusammenleben, kein Schwarzhändlerring mit von der Partie ist, keine Erpressung vorliegt und wir in zwei Tagen, also eine Woche vor unserer Operation, heiraten würden, verändert sich der spitze, unfreundliche Ton der Kommission ein wenig. »Warum heiraten Sie?«, wird von der Kommission gefragt, als stimme doch etwas nicht. Mara antwortet, dass sie die Frage nicht verstehe. Bei den Gesetzen in Deutschland sei es doch selbstverständlich, in einer solch ungewöhnlichen Situation zu heiraten, als Schutz auch für das Kind, falls bei der Operation der Eltern etwas schiefgehe. Als Mara wiederum inkriminierend befragt wird, warum sie denn ihrem Mann eine Niere spenden wolle, antwortet sie: »Für unsere Tochter, für die Liebe und für den Erhalt unserer Familie.« Damit das klar sei, fügt sie hinzu, sie tausche keine Niere gegen eine Heirat mit Aufenthaltsgenehmigung! Sie würde ihrem Mann auch eine ihrer gesunden Nieren geben, weil in Deutschland ein so großer, selbst verschuldeter Organmangel herrsche und weil sie nicht mit ansehen könne, wie ihr Mann und der Vater ihres Kindes langsam auf dieser Organwarteliste zugrunde gehe.

Und während die Kommission Mara weiter befragt und diese Frau in ihrer Freundlichkeit nicht einfach aufsteht und der Kommission sagt, dass sie dieses Verhör und das permanente Misstrauen ihrer Person gegenüber als unverschämt empfindet, und die Kommission nicht die Größe hat, einem Menschen wie Mara dafür zu danken, dass durch ihren Mut und ihre innere Kraft ein Mensch weniger auf der Warteliste stehen wird, sterben in diesem Zeitraum in deutschen Krankenhäusern zwei Menschen auf der Warteliste, die nicht hätten sterben müssen. Die Unsensibilität, mit der diese Ethikkommission einem Lebendspender begegnet, steht stellvertretend dafür, wie grob und hilflos die Deutschen mit dem Thema Organspende und Organmangel umgehen. Es wird von den wichtigen Entscheidungsträgern, der Politik, den Krankenhäuser, den Kirchen, und letztlich von jedem Einzelnen von uns seit Jahrzehnten verdrängt.

Es kann doch nicht angehen, dass achtundneunzig Prozent der Bevölkerung eine Organspende annehmen, wenn dadurch das eigene Leben gerettet werden könnte, aber nur dreizehn Prozent über einen Spenderausweis verfügen und bereit sind, ihre Organe nach ihrem Ableben zu spenden. Um es noch deutlicher zu sagen: Eine Organspende ist nicht Ausdruck von Mildtätigkeit, viel eher ist sie ein in Naturalien zu entrichtender Versicherungsbeitrag. Der Kreis der potentiellen Spender ist identisch mit dem Kreis der potentiellen Empfänger, und das sind wir alle, und bislang hat jeder, ob er nun selbst zur Organspende bereit ist oder nicht, den gleichen Anspruch darauf, bei der Verteilung der zur Verfügung gestellten Organe mit berücksichtigt zu werden. Als Mitglied der Gesellschaft kann ich aber doch nicht nur nehmen, ich muss auch geben. Im Übrigen: Die Wahrscheinlichkeit, selbst einmal eine Organspende zu benötigen, ist ungleich größer, als zum Organspender zu werden!

In guten und in schlechten Zeiten

Ich tauche aus meinen Gedanken auf, als Mara ins Kaffeehaus kommt. »Du wirkst, als seiest du ganz weit weg gewesen«, sagt Mara.

»Ich war gedanklich nur um die Ecke, im Bundestag«, antworte ich.

Mara legt ein bestempeltes Blatt auf den Tisch.

»Hier, ein weiteres Dokument von der Meldestelle, das uns bestätigt, dass meine Niere bald umziehen darf. Sie kann also bei dir einziehen.«

Wir umarmen uns. Mara hat keinem aus ihrer Familie erzählt, dass sie mir eine Niere spenden wird. Sie befürchtet, dass die Familie ihr davon abraten könnte. Es sei ihr Körper, und sie entscheide, was mit ihm geschehe. Sie wolle auf keinen Fall, dass jemand aus ihrer Familie sie bei ihrer Entscheidung beeinflusst oder dass irgendjemand anderes sie manipuliert. Später sage ich Mara, dass wir froh sein könnten, weder von Wählerstimmen noch von Einschaltquoten abhängig zu sein. Mara lächelt, aber ihre Gedanken scheinen woanders zu sein.

Wir haben auf Trauzeugen verzichtet, keine Salsafeier mit Freunden, nur mein Freund Peter ist mit dabei. Er macht ein paar Erinnerungsfotos. Mara trägt einen weißen Hosenanzug. Ich trage einen schwarzen Anzug und habe einen grünen Schal umgelegt. Unsere Tochter trägt ein blaues Kleidchen und hat einen Strauß mit rosafarbenen Rosen in ihren Händen. So stehen wir drei vor der Standesbeamtin, die uns erklärt, wie froh sie darüber sei, dass der Trauungstermin doch noch so kurzfristig geklappt habe, gerade wegen unserer bevorstehenden Operation. Sie liest uns den Text vor, der allen Paaren vorgelesen wird, die heiraten, und wir sagen ja, wo das Ja notwendig ist, um unsere Ehe zu beschließen. Als sie die Passage »in guten wie in schlechten Zeiten« spricht, schaut sie uns mitleidend an und wünscht uns auch im Hinblick auf unsere Tochter nochmals alles Gute zur bevorstehenden Operation. Keinem von uns ist nach Feiern zumute. Am kommenden Freitag haben wir unseren Einweisungstermin für das Krankenhaus. Noch sieben Tage also.

Freitags im Krankenhaus

Wenn man kein wirklicher Notfall ist, sollte man sich nicht freitags in eine Klinik einweisen lassen. Ich wusste das nicht, und als ich am frühen Freitagnachmittag auf der Station ankomme, habe ich das Gefühl, hier seien die großen Ferien ausgebrochen. Kein Arzt, keine Schwester, die einem angstüberladenen Menschen begrüßt, beruhigt oder nur irgendwie in diese neue sterile Welt einführt. Oder ist der Personalabbau so massiv vonstattengegangen, dass man sich hier selbst operieren, pflegen und verpflegen muss?

Nach längerem Warten taucht ein junger Stationsarzt auf, der sehr erschöpft zu sein scheint. Auf meine Frage, was nun hier mit mir geschehen wird, antwortet er, dass er mir Blut abnehmen will. Danach würde er mir noch das Zimmer zuweisen. Das sei das ganze Programm für das Wochenende, frage ich ihn erstaunt. »Ja, Montagmorgen geht es weiter«, antwortet er. Er zapft mein Blut in zehn verschiedene Röhrchen und führt mich in ein Krankenzimmer. Als ich das winzige Zimmer betrete, schrecke ich zurück. Ich muss an die unterschiedlichen Bühnen im Leben denken, die man bespielt, und dass diese im Lauf der Jahre immer kleiner werden. Hier soll ich das Wochenende vor unserer Operation verbringen? Niemals. Ich werde sofort wieder nach Hause gehen und mit meiner Familie das Wochenende verbringen. Das gehe nicht, sagt der junge Stationsarzt. Nachdem man ins Krankenhaus eingecheckt sei, könne man es nicht einfach so wieder verlassen. »Warum?«, frage ich zurück. Das gehe aus versicherungstechnischen Gründen nicht, sagt der Arzt etwas gereizt. »Und warum werde ich an einem Freitag bestellt?«, frage ich weiter. »Aus mangelndem Patientenmanagement? Oder damit das Krankenhaus zwei Tage mehr bei den Versicherungen abrechnen kann? Oder beides zusammen? Ich gehe jetzt nach Hause.« Dieses »Ich gehe jetzt nach Hause« setzt dem jungen Stationsarzt offenbar so zu, dass er plötzlich seine Rolle in der bürokratischen Weißkittelwelt vergisst und einen aufgestauten Sturzbach an Wut und Frustration über mich ausschüttet:

»Auf meinen Nerven können Sie ein Geigenkonzert geben. Ich bin am Ende. Ich hatte Nachtdienst, bin seit gestern Morgen hier auf der Station und musste noch zum Chef, weil sich ein Patient aus dem Wedding beschwert hat. Ich hätte ihn gestern Abend bei der Aufnahme unfreundlich behandelt und ihn mit seiner Platzwunde zwei Stunden warten lassen. Ich wusste gestern nicht, wo mir der Kopf stand. Ein Berg von Arztbriefen war noch zu diktieren, die Befunde mussten alle noch abgezeichnet und einsortiert werden, und ich musste die Röntgenbilder noch in der richtigen Reihenfolge für die Röntgenbesprechung sortieren. Zwischendurch wurde ich noch zum Patienten gerufen: ›Herr Weiser, wie geht's Ihnen denn, klappt's wieder mit dem Stuhlgang und Wasserlassen? Hat die Schlaftablette was gebracht, wenn nicht, nehmen wir mal was Homöopathisches …‹

Ich jedenfalls könnte mich sofort in die Kiste legen und bräuchte keine Tablette zum Schlafen … Also bin ich zu spät in die Rettungsstelle gekommen, und der besoffene Weddinger dachte, er sei privat, und mischte erst einmal wegen der Wartezeit die ganze Rettungsstelle auf. Die Beschwerde kam dann von dem Patienten und von der gelinde gesagt ›korpulenten‹ Oberschwester, die mich sowieso auf dem Kieker hat. Ich gebe zu, dass ich den Patienten nicht gerade mit Samthandschuhen angefasst habe. Er hatte eine Fahne, als habe er eine Flasche Wodka gesoffen. Dazu nervte noch eine kleine Studentin, die nach ihrem Discobesuch plötzlich ein heftiges Jucken spürte. Sie können sich denken, wo … Erst die ganze Nacht getanzt und dann eben mal um drei Uhr morgens in die Rettungsstelle gehen, weil's jetzt ganz schlimm geworden ist und die Tage davor immer wieder mit viel Waschen weggegangen ist. Außerdem habe sie nie einen passenden Termin beim Niedergelassenen bekommen, und sie zahle ja auch schon Krankenkassenbeitrag, da könne man auch nachts ins Krankenhaus gehen, die seien sowieso da und verdienten doch richtig Geld und hätten dann immer 'ne Woche frei …

Und jetzt bin ich hier, um noch einige Patienten aufzunehmen. Das muss man nach dem Dienst eben machen, das war schon immer so, sagt mein Chef. Glauben Sie mir, ich will einfach nur nach Hause, aber nach diesen achtundzwanzig Stunden Dienst muss ich gleich noch meinen Sohn von der Schule abholen. Im Moment sehe ich lediglich noch gesunde oder kranke Eiweiße vor meinen Augen, die in unterschiedlichen Lebensformen hier auf der Station herumwuseln und sich gegenseitig auffressen.«

Der Stationsarzt beruhigt sich schließlich etwas und entschuldigt sich für seinen Anfall. Ich könne ruhig bis Montag nach Hause gehen und solle es mir mit meiner Familie vor der OP gut gehen lassen. Nur am Sonntag solle ich mich telefonisch auf der Station bei ihm melden und ihm mitteilen, dass bei mir alles in Ordnung sei, denn dann sei er wieder im Dienst.

Für immer 17.30 Uhr

Es ist Montag, der 20. März 2006. Mara und ich sind in unser gemeinsames Krankenzimmer eingezogen. Das wenige, was wir im Gepäck dabeihaben, legen wir in die Einbauschränke. Um den steril-weißen Raum etwas wohnlicher zu machen, hänge ich ein paar bunte Zeichnungen unserer Tochter an die Wände. Das Merkwürdige für Mara und mich ist, dass wir im Krankenhaus sind, uns aber nicht krank fühlen. Auch wenn meine beiden Nieren in den letzten Zügen liegen, fühle ich mich okay, so als könnte ich mehrere Male um den Grunewaldsee sprinten. Ob sie Angst vor dem Tod habe, frage ich Mara. Nicht so sehr vor dem Tod als vor der Einsamkeit, antwortet sie. Schweigen. Ich rede, um zu reden. Man sei doch nie allein auf dieser Welt. Ständig seien Bakterien um einen herum. Die Hälfte aller Lebewesen seien Bakterien. Allein zwei Kilogramm unseres Körpergewichts bestünden aus Bakterien. Sie würden mehr wiegen als unser Gehirn. Ich frage Mara, die gerade den Rest aus ihrem Köfferchen packt, welches der dichtest besiedelte Ort auf dieser Welt sei. Wie ich denn jetzt auf diese Frage komme. Einfach so. Also, der am dichtesten besiedelte Ort auf dieser Welt sei unser Darm. In einem Milliliter Darminhalt tummeln sich über eine Billion Lebewesen. Da gebe es keine Einsamkeit. Mit ihren Bakterien könne sie aber nicht telefonieren, antwortet Mara. Beim Ausgehen seien die Bakterien ja ohnehin dabei, aber kannst du an der Bar mit ihnen reden?

Seit wir das Krankenzimmer betreten haben, das überall auf der Welt sein könnte, bin ich sehr unruhig. Es ist keine Welt, in der ich handeln kann. Mara und ich können hier nur warten. Alles, was uns in der nächsten Zeit passieren wird, liegt in den Händen anderer. Angst macht sich wieder in meiner Magengegend breit. Aber Mara ist da! Sie ist nicht weggelaufen! Sie steht zu ihrer Entscheidung. Ein tapferer Mensch. Dass sie da ist, nimmt mir die Angst. Mara kann sich so leicht von allem verabschieden und loslassen. Das ist ihre Kraft.

Die Stunden wollen einfach nicht vergehen. Sie kommen mir vor, als seien sie an die Krankenhauswand geheftet. Kaum sind dreißig Minuten vergangen, steigt mein Angstpegel wieder an. Noch ein paar Stunden und es ist so weit. Eine Nacht liegt noch dazwischen. Ich fühle mich so ruhelos. Hoffentlich überlebt Mara die Sache. Sollte bei ihr etwas schiefgehen, würde ich mich für den Rest meiner Tage schuldig fühlen. In dieser Krankenhauszimmerstille treiben solche Gedanken in mir.

Allem endlichen Leben haftet eine Traurigkeit an. Mara hat sich die Badewanne einlaufen lassen. »Das warme Wasser entspannt mich«, ruft sie mir aus dem Bad zu, als sie in die Wanne steigt. Ich liege mit meinen Kleidern auf dem Bett. Schon während meiner frühen Kindheitstage drängte sich in mir die Ahnung auf, dass unser Leben doch sehr endlich sei. Einmal, ich glaube, ich war gerade sechs Jahre alt, bin ich abends auf den Speicher in unserem Haus gegangen, der durch eine gelbe, ausziehbare Holztreppe zu erreichen war, als mich plötzlich etwas anlachte. Ich erschrak fürchterlich, ich wusste, das ist der Tod, der größte Unterhalter unseres Lebens. Überallhin begleitet er uns mit seinen Gesängen, seinem Spiel, seinen Launen. Er hält uns ständig mit Ängsten auf Trab. So schnell ich konnte, rannte ich die gelbe Leiter hinunter ins Wohnzimmer, in Tränen aufgelöst. Mutter saß im Gespräch mit meinem Vater auf der Couch.

»Mutter, ich muss sterben! Muss ich sofort sterben, Mutter, der Tod hat mir im Speicher aufgelauert. Er hat mich angelacht.«

Mutter nahm meinen zitternden Körper in die Arme. Tröstend flüsterte sie mir zu:

»Der Tod kann dir jetzt nichts anhaben. Er wird erst gefährlich, wenn du groß bist.« Ihre Worte beruhigten mich. Mutter nahm den Telefonhörer zur Hand und rief bei unserem Hausarzt an, der daraufhin eine halbe Stunde später vorbeikam.

»Es könnten Halluzinationen sein, unter denen ihr Sohn leidet, hervorgerufen durch eine Anorexia nervosa, eine psychisch bedingte Sonderform der Anorexie«, sagte der Arzt zu meiner Mutter, nachdem er mein Herz und meine Lunge abgehört und meinen Blutdruck gemessen hatte. Ohne erkennbare Ursache könne es sich aber auch um neurotische Anfälle handeln. Und so mager wie ich sei, könne es sich bei mir vielleicht doch um eine Essstörung handeln. Ob ich mich heimlich nach dem Essen erbrechen würde, fragte mich der Arzt. Was redete er eigentlich. Ich war außer Atem, weil ich gerade dem Tod davongelaufen war. Und er redete von Essstörungen und heimlichem Erbrechen. Die Ärzte morgen früh um sieben Uhr werden Profis sein, hoffe ich.

Hier in diesem sterilen Krankenzimmer mangelt es an Welt, an Ablenkung, und so erzeuge ich sie aus eigenen Bordmitteln. Mein Blick gleitet durch das Fenster des Krankenhauses, wo ich mehrere Düsenflugzeuge beobachte, die am Himmel ihre Kondensstreifen hinterlassen. Es sieht aus, als würden die Flugzeuge dabei den Himmel zerkratzen. Das waren früher sicher die Routen der Götter. Nein, Gott oder Götter brauchen wir morgen nicht. Gute, ausgeschlafene Ärzte, das brauchen wir. Mein Blick wird nun von einer Stubenfliege angezogen, die durch das Weiß des Krankenzimmers noch schwärzer wirkt, als sie es von Natur aus ist. Meine Augen folgen ihrem kreisenden Flug rund um die geschmacklose Lampe, die an der Wand hängt. Beim weiteren Beobachten der Fliege drängt sich mir die Frage auf, was eigentlich von einem Leben übrig bleibt und welche Spuren man wohl nach seinem Tod hinterlassen wird? Es gibt weder wirkliche Weisheit im Alter, höchstens, in seltenen Fällen, eine gewisse Gelassenheit den Dingen gegenüber, noch irgendwelche besten Jahre, die uns die Verkäufer von Träumen immer wieder aufschwatzen wollen. Es gibt nicht einmal ein kompaktes, in sich geschlossenes Ich. Was also soll schon von einem bleiben? Ob diese Fliege wohl etwas von Maras und meiner Operation ahnt, die uns morgen bevorsteht? Oder wartet sie nur darauf, ihre Artgenossen zu rufen, falls bei uns beiden etwas schiefläuft und die Fliegen dann auf unseren toten Körpern ihr Fest feiern können? Welch blödsinnige Gedanken verfolgen mich! Diese Fliege ist weder von irgendeinem Diabolo geschickt worden, noch wartet sie auf irgendetwas. Sie gehört nicht zu den unglückseligen Wesen wie wir Menschen, die eben schon sehr früh in ihrem Leben ein Bewusstsein davon haben, dass unsere Tage bereits gezählt sind, kaum dass wir das Licht dieser Welt gesehen haben. Und Sterben und Tod sind die größten Kränkungen des heutigen Menschen. Aber sind nicht aus der uns allen gemeinen Angst vor dem Tod und dem Ungewissen danach die Philosophie und die Religionen, ja, das menschliche Denken und unsere Zivilisation überhaupt erst entstanden? Epikur definierte die Beschäftigung mit der Philosophie als »Medizin der Seele«, mit dem Ziel, »dass der Tod nicht zu fürchten sei«. Schon bei Montaigne findet man den Sinnspruch: »Philosophieren heißt sterben lernen.« Die Fliege im Zimmer hat sich jetzt an der Fensterscheibe niedergelassen. Sie weiß nichts von ihrem Glück, dass es hier keine Geckos gibt und so ihre Lebenszeit nicht unmittelbar beendet ist. Zwanzig Minuten sind wieder vergangen, seit ich das letzte Mal auf die Uhr geschaut habe. Mara ist noch im Bad.

Meine Tochter kommt mir in den Sinn. Wenn es nun mit mir zu Ende sein sollte und ich sterben müsste, könnte ich sterben? Ich könnte leichter sterben, denn ich lebe ja in meiner Tochter weiter. Was ich an ihr und den Kindern in ihrem Alter so faszinierend finde, ist, wie sie immer wach, konzentriert und aufmerksam in der einzigen realen Zeitdimension leben, die wir haben: der Gegenwart. Wir Erwachsene klemmen unser Leben häufig zwischen zukünftige Pläne und Erinnerungen, zwischen Hoffnungen und Nostalgie. Vor lauter

Bedauern der Vergangenheit oder dem ständigen Hoffen auf die Zukunft verpassen wir schließlich die Lebenszeit, auf die es wirklich ankommt: das Hier, das Heute, den Augenblick. Wäre es damals nur möglich gewesen, diese kindliche Fähigkeit einfach in meine Tasche zu stecken und sie heute bei Bedarf herauszuziehen, so wäre ich, mit ein wenig Gesundheit, der reichste Mensch der Welt.

Mein hamletartiges Kreisen im Kopf wird durch die Krankenschwester unterbrochen. Sie stellt uns ein karges Abendmahl auf den Tisch. Als Mara aus dem Bad kommt, die zwei Knäckebrote und den Zwieback sieht und dazu noch ein Scheibchen angetrockneten Schinken, sagt sie:

»Ist das hier unsere Henkersmahlzeit? Nein, das haben wir nicht verdient. Selbst wenn morgen unsere Welt untergehen sollte, dann wollen wir heute keine traurigen Kinder sein. Ich organisiere jetzt eine kleine Fiesta, auf dass du endlich aus deiner Grübelei herauskommst.«

Mara zieht ihr Büchlein aus der Tasche, sucht nach Nummern und greift zum Telefon. Immer wenn sie den Hörer wieder auflegt, jubelt sie.

»Super, Oscar kommt vorbei, Peter kommt, Christina bringt auch ein paar Musikkassetten mit.«

Beruhigungen

Es klopft an der Tür, und der Chirurg, der morgen in der Frühe die Operationen durchführen wird, betritt unser Zimmer. Er spricht im bayerischen Dialekt, ist von stattlicher Größe und wirkt körperlich stark. Seine Hände sind zart und zupackend zugleich. Bestimmt ein guter Operateur, denke ich.

»Sind Sie auch wegen der drastischen Sparmaßnahmen im Gesundheitssystem zum 28-Stunden-Dienst verdonnert, der morgen, nachdem Sie meine Frau und mich operiert haben, endet?« »Nein, nein«, antwortet er beruhigend und lacht. Wir sollten uns keine Sorgen machen, er sei morgen früh schon gut ausgeschlafen. Wir würden unser bisher gelebtes Leben aus Zufall, Glück, Notwendigkeit und Angst in seine Hände legen, sage ich, und uns wünschen, dass wir noch ein wenig länger an der Veranstaltung hier auf der Erde mit teilnehmen können. »Bei Gott«, antwortet der Arzt mit seiner sonoren Stimme, »es wird schon alles gut gehen.« Für mich gebe es keinen Gott, nur gute oder schlechte Ärzte, entgegne ich ihm. Er muss wieder lachen und vermittelt Mara und mir einen positiven, vertrauenerweckenden Eindruck. Chirurg zu sein, ständig im Fleisch zu Hause zu sein, muss ein merkwürdiger Beruf sein. Er schildert uns nun stark vereinfacht den Vorgang der Operationen. Zuerst werde Maras linke Niere entnommen. Diese Niere werde dann kalt perfundiert, auf zirka drei Grad heruntergekühlt und komme danach in eine sterile Metallschale. Dieser erste Operationsvorgang dauere zwei bis drei Stunden. Danach beginne die Operation bei mir. Maras linke Niere werde nun in meine rechte Bauchhöhle gelegt, an die Gefäße angeschlossen und vernäht. In zirka fünf Stunden hätten wir beide die Sache hinter uns.

Bei Verlassen des Krankenzimmers fügt der Arzt noch hinzu, dass er mir während der Operation die Samenleiter durchtrennen müsse. Wenn es sein muss, solle er es tun, antworte ich ihm. Ich reagiere auf diese Nachricht eher gelassen als enttäuscht. Mara und ich haben unsere geliebte Tochter, aber ein weiterer Kinderwunsch ist bei ihr und mir nicht vorhanden. Insgeheim finde ich die Sache mit den durchtrennten Samenleitern gar nicht so schlecht. Ich verbinde eine bestimmte Hoffnung damit. Wenn man bedenkt, wie viel Lebenszeit man als Mann mit dem Werben und Verführen von Frauen verbringt, aufwendige Exkursionen, die man nicht einmal freiwillig unternimmt, sondern die uns Männern von der Evolution aufgezwungen werden, bin ich ganz froh, vielleicht endlich auf diesem Weg meine Freiheit als Mann zurückzubekommen, um mich auf die wesentlichen Dinge zu konzentrieren. Als ich Mara meine Gedanken dazu mitteile, lacht sie herzhaft und fügt hinzu, dass sie manches Mal doch noch den Wunsch nach einem Kind verspüre. Ich könne ihr aber leider ab morgen dazu nicht mehr dienen.

Fiesta

Es klopft wieder an unsere Tür, und mein Freund Oscar steht mit Blumen, einer riesigen Pralinenschachtel und einer wunderschönen Zeichnung, auf der drei Rosen in leuchtendem Rot zu sehen sind, vor uns. Da jede Hoffnungslosigkeit eine vorweggenommene Niederlage sei, stünden die drei Rosen auf dem Bild für die Hoffnung und das Gelingen unserer Operation. Mara nimmt ihm dankend das Bild aus der Hand und bringt es umgehend an der Wand an mit dem mitgebrachten Tesafilm, den ich auch schon für das Aufhängen der Bilder unserer Tochter verwendet habe. Oscar hat sich einen Namen als Maler von Orangen in allen Lebenslagen gemacht: Orangen am Strand liegend, Orangen auf den Hochhäusern New Yorks, leicht angefaulte Orangen auf einer Bar. Wenn Oscar Frauen porträtiert, werden ihre Brüste zu Orangen. Als wahrer Lebenskünstler tauscht Oscar seine Zahnarztbehandlungen mal gegen ein großformatiges Bild. Auch bei seinem Schuhmacher werden speziell für seine Füße Schuhe handgefertigt, gegen Bilder natürlich. Autoreparaturen und viele Dinge, die man im Alltag braucht, bekommt Oscar über seine Bilder. Wenn doch mal Geldnot vorhanden ist und die Lebensangst den freien Künstler Oscar überfällt, zieht er vorübergehend zurück ins Haus seiner Mutter. Es sei furchtbar bei ihr, erzählt er, er könne seine Mutter sofort umbringen, da sie ihn wieder zum Kind mache. Oscar gerät langsam in Fahrt, Mara und ich kennen die typischen Oscar-Vorstellungen. Heute kommt sie uns sehr gelegen, weil sie das karge Krankenzimmer lebendig macht und die Gedanken an morgen zerstreut. Oscar beginnt mit dem Imitieren der Stimme seiner Mutter: »Oscar, halte die Seife sauber, schließe die Fenster, in den nächsten Tagen könnte ein Sturm aufziehen, die Farben deiner Hemden passen überhaupt nicht zu dir!« Ihre ständige Einmischung in sein Leben mache ihn noch verrückt. Sie kümmere sich um seine Wäsche und bügele seine Hemden, obwohl er ihr das verbiete. Warum er noch nicht verheiratet sei, sie würde gerne ein nette Schwiegertochter haben, aber wenigstens eine Freundin könne er sich doch zulegen. Aber welche Frau würde ihn schon aushalten, fügt seine Mutter hinzu. »Meiner hysterischen Mutter habe ich es zu verdanken, dass mein Leben versaut ist, weil ihre hysterischen Anteile auf mich übergegangen sind. Seit ich auf der Welt bin, kontrolliert mich diese Frau. Sie hört nicht auf, mich auch noch für ihr Lebensunglück verantwortlich zu machen. Ich muss sofort wieder bei ihr ausziehen. Ich verfluche die Malerei. Wäre ich doch nur Innenarchitekt geworden!«

Wie gewohnt trösten Mara und ich Oscar nach seiner vorgetragenen Lebensbilanz. Ich sage ihm, dass ein Großteil der Architekten zur Zeit keine Aufträge habe. Doch er scheint mich gar nicht zu hören. Jetzt spricht er Mara an, die die Pralinenschachtel geöffnet hat und die Süßigkeiten auf die Teller verteilt, auf denen vorher das karge Krankenhausmahl lag. Er sei nicht einmal finanziell in der Lage, mit seiner Kunst eine Frau und ein Kind zu ernähren. Er bekomme Beklemmungen und Ekelgefühle, wenn er sein Atelier betrete. Oscar greift sich eine Praline und sagt kauend, dass er zum Glück mit dem Trinken aufgehört habe. Süßigkeiten seien neben Frauen seine letzte Sucht, aber auch diese werde er noch in den Griff bekommen. Er wolle gar nichts mehr besitzen. Eine leere Wohnung mit dem Nötigsten, das sei sein nächstes Ziel. Denn jedes gestillte materielle Bedürfnis ziehe nur das nächste zu stillende nach sich, als Ersatz für etwas, das wirklich fehle.

Dann flüstert Oscar mir ins Ohr, wenn ich meine OP hinter mir habe, dann solle ich mir unbedingt eine bestimmte Internetseite ansehen, mit scharfen Hip-Hop-Girls. Gegen diese Superkörper hätten es die meisten Frauen schwer, die einem im Alltag begegneten. Und dann erzählt er Mara und mir von den traurigen Huren, mit denen er seine Nächte verbringt.

Oscars Monolog wird von Christina gestoppt, die das Krankenzimmer betritt. Wir nennen sie alle »die schöne Spanierin«. Mit ihren vierzig Jahren verfügt sie immer noch über eine gewisse Kindfrau-Ausstrahlung und weiß diese auch perfekt einzusetzen. Christina hat tatsächlich Kassetten mitgebracht, von denen sie sofort eine in den Rekorder einlegt. Oscars Rosen an der Wand, schwungvolle Salsamusik, Schokolade zum Knabbern – meine Gedanken an die morgige Operation entschwinden Stück für Stück. Einige Minuten später kommt Mayara herein, Maras Freundin aus Tunesien, mit weiteren Süßigkeiten und ein paar Flaschen Bier. Oscar ruft gleich in die Runde: »Als Arztsohn sage ich euch, keinen Alkohol an die Patienten vor der OP. Auch deine Religion, der Koran, verbietet dir doch, Alkohol zu trinken.« Mayara erwidert, dass es für sie ein Glück sei, in einem Land wie Deutschland zu leben, in dem sie den Koran so auslegen könne, wie sie es wolle. »Prost!«

Auch Oscar greift nach einem Bier: »Auf unser aller Gesundheit und dass wir noch am Leben sind!«

Und Mayara stimmt ihm zu: »Du hast so Recht, Oscar, Gesundheit ist alles. Es gibt tausend Krankheiten, aber nur eine Gesundheit. Trinken wir auf das Gelingen eurer OP morgen.«

»Du trägst einen sehr schönen Ring am Finger«, sagt Christina. »Wo hast du ihn her?«

»Eine skurrile Geschichte«, antwortet ihr Mayara, »ich weiß nicht, ob das hier der richtige Ort ist, sie zu erzählen.«

»Geraldo und mich könnt ihr mit keiner Geschichte kleinkriegen«, sagt Mara schnell.

»Also, als mein Mann letztes Jahr mit fünfunddreißig Jahren an einem Gehirntumor von einem auf den anderen Tag verstorben ist, habe ich mich für eine Feuerbestattung entschieden. Sie ist billiger, ich habe doch nicht so viel Geld. Sie kostet nur siebenhundertfünfzig Euro, eine Erdbestattung dagegen das Doppelte. Aus der verbliebenen Asche habe ich mir diesen Diamantring machen lassen, und so trage ich meinen geliebten Mann immer bei mir am Finger.« Dabei hält Mayara ihren Finger mit dem lilafarbenen Diamantring in die Luft.

»Eine super Idee«, sagt Christina, »zu Lebzeiten wickelt man die Männer um den Finger, und wenn sie verstorben sind, trägt man sie am Finger.«

»Wie wird denn das gemacht?«, fragt Oscar neugierig.

»Die Asche wird für eine bestimmte Zeit in ein Gerät gegeben, das einen unglaublichen Druck erzeugt. Nach einiger Zeit entsteht dadurch der Diamant. Bei menschlicher Asche bekommt der Diamant immer diese lilaähnliche Farbe, sagte mir der Hersteller. Das Produktionsprinzip sei von der Natur abgeschaut worden: Aus Kohle in starken Druckverhältnissen entstehen Diamanten.«

»Ich hoffe, weder Mara trägt in der nächsten Zeit Geraldo am Finger noch Geraldo Mara, ihr habt doch erst vor drei Tagen geheiratet. So schnell kommt ihr nicht davon. Ihr müsst schon noch ein paar viele Jahre euer Glück durchhalten«, ruft Christina.

Auch Peter, der Fotograf, betritt mit seiner Schwester noch unser kleines Krankenzimmer, in dem es langsam eng wird. Alle Anwesenden erheben ihr Glas, Mara und ich unsere Zahnputzbecher, und wir stoßen mit Bier, Saft und Wasser nachträglich auf unsere Hochzeit an. Plötzlich geht die Tür auf und die Nachtschwester schaut herein. Sie führt unsere Freundin Margarita, eine mexikanische Malerin, ins Zimmer.

»Oh, hier ist Partytime. So etwas haben wir vor Transplantationen noch nicht im Hause gehabt. Ich bringe Ihnen die Beruhigungstabletten für die Nacht. Ihre Partygäste mögen bitte spätestens um zweiundzwanzig Uhr das Zimmer verlassen. Wenn etwas ist, drücken Sie den Notknopf, der über Ihrem Bett hängt. Frau Romero, Sie werden morgen früh gegen sieben Uhr abgeholt und direkt in den Operationssaal gebracht. Ihr Mann ist dann zirka drei Stunden später dran. Feiern Sie noch schön, ich wünsche Ihnen eine gute Nacht.«

Mara dankt der Nachtschwester für ihre Nachsicht und verspricht, dass alle in spätestens einer Stunde gehen werden. Margarita packt zwei bunt bemalte Kunstwerke aus ihrer Tasche: Totenköpfe aus Zuckerguss und Schokolade. »Nicht erschrecken, ihr Lieben«, sagt sie sofort, »in meiner Kultur bringen bunte Totenköpfe Glück, ein langes Leben und sind gleichzeitig Nahrung für die Seele.« Und das wünsche sie uns vor allem jetzt von Herzen. Aus dem Kassettenrekorder ertönt ein alter Tango, »Der Tango, der mein Herz verbrennt«, gesungen von Carlos Gardel. Oscar fordert Christina zu einem Tanz auf. Tango sei eine Trauer, die man tanze, und deswegen liebe er diese Musik mehr als die sentimentalen Kompositionen von Gustav Mahler, wo man immer das Gefühl bekomme, dass er sein eigenes Ersticken komponiert habe, bemerkt Peter. Mara greift zu ihrem Schminkkoffer, holt einen Lippenstift heraus und bemalt ihre Lippen knallrot: »Wenn der Tod schon morgen kommen sollte, dann soll der Kerl mich wenigstens schön haben.«

Nachdem unsere Gäste schließlich alle gegangen sind, sehe ich einen kleinen Raben auf dem Fensterbrett, der pausenlos kräht: »never more – nie mehr«. Denn alles, was dem »Nie mehr« zuzuordnen ist, gehört dem Register des Todes. Aber in diesem Register sind Mara und ich noch nicht verzeichnet. Wir beide werden es schaffen.

21. März 2006, Frühlingsanfang

Es ist sieben Uhr morgens, und die Krankenschwestern holen Mara ab. Als ihr Bett aus dem Zimmer geschoben wird, winke ich ihr zu. Wir schauen uns an, und ihr Blick sagt: Ich habe keine Angst, habe auch du keine Angst. Dann ruft sie mir noch mit ruhiger Stimme zu: »Gott ist überall und nirgends, aber sein Büro hat er in Buenos Aires, vergiss das nicht. Wir werden es schon schaffen, kommst du mit!« Sie lächelt.

Woher nimmt sie nur diesen Mut, diese tapfere kleine Frau? Sie ist stärker als jeder Gott, von dem wir Hilfe erflehen, stärker als alle Götter, die uns die Köpfe vernebeln. Mara braucht kein Paradies. Sie weiß, dass es nur dieses eine Leben gibt, und sie ist bereit, dem Nichts ohne Angst entgegenzutreten. Vor uns beiden liegt eine lange Reise. Aber erst einmal müssen wir getrennt reisen. Mein Zug wird in drei bis vier Stunden abfahren, und zwar in dem Moment, wenn Mara bereits am Ziel angekommen ist. Verläuft die Reise gut, werden wir uns in einem Land ohne Glücksberater, Glücksvermesser und Glücksverkäufer wiedersehen. Denn dieses Land wäre das Glück selbst: das Leben. Still fließen Tränen aus meinen Augen, als Mara von den Schwestern aus der Zimmertür geschoben wird. Welch ein Abschied. Mara ist mir so nah und doch so fern zugleich. Heißt es nicht im Volksmund: Und jeder Abschied ist ein kleiner Tod! Dieser Abschied hier ist kein kleiner Tod. Er könnte ein großer Tod werden. Überlebe ich und nicht Mara, dann werde ich ihr hinterhersterben.

Ich habe weitere Beruhigungstabletten bekommen. In meinem Dämmerzustand erinnere ich mich an eine Geschichte von Ovid, in seinen *Metamorphosen* erzählt er von Philemon und Baucis, einem Paar, das sein Leben lang einander in tiefer Liebe verbunden war. Um sich nie trennen zu müssen, ließen die Götter beide gleichzeitig sterben und verwandelten sie am Ende ihres Lebens in zwei Bäume. Und so wurde Philemon als eine Eiche und Baucis als eine Linde wiedergeboren, die seither nebeneinanderstehen.

Maras Familie in Argentinien weiß immer noch nichts von unserer Situation. Mara will es so. Sie lasse sich gerne von ihrer Mutter oder ihren Schwestern in schwierigen Lebensfragen beraten, aber das hier sei ganz allein ihre Sache, sagte sie mir nochmals, nachdem sie gestern Abend nach der Party mit ihrer Mutter Gregoria in Rosario telefoniert hatte. So habe sie wenigstens die Stimme ihrer Mutter gehört, falls bei unserer OP etwas schiefgehe. Die Beruhigungstablette lässt meinen Gedankenfluss weiter leicht dahinschweben, ich verspüre kaum mehr Angst und sehe plötzlich Maras Großmutter Celina vor mir, die im Laufe ihres Lebens acht Kinder zur Welt gebracht hat, von denen Maras Mutter Gregoria die Erstgeborene ist. Großmutter Celina, die mit ihren neunzig Jahren fünf Jahre jünger als mein Vater ist, wurden bereits unendlich viele Bypässe gelegt, aber immer wenn es so aussah, als müsse man von der Oma Abschied nehmen, sprang sie umso munterer wieder aus dem Krankenhausbett. Nein, die Oma will nicht sterben, ähnlich wie mein Vater. Dabei ist es für die Familie finanziell nicht einfach, sie am Leben zu erhalten und zu versorgen. Altersversicherungen sind in Argentinien für die meisten Menschen ein Fremdwort. Als die Oma wieder einmal im Krankenhaus war und alle Verwandten um sie herum bereits die Hände falteten, wurde besprochen, dass ihr Leichnam aus Kostengründen mit in die Nische zu ihrem verstorbenen Mann gelegt werden solle. Als der Oma das zu Ohren kam, war sie am nächsten Tag wieder gesund und verließ ohne Zustimmung der Ärzte das Krankenhaus. »Nie werde ich neben meinem Mann liegen, ich habe ihn dafür gehasst, dass er mich ständig geschwängert hat«, sagte sie dem Busfahrer beim Einsteigen, um vom Krankenhaus in die Vorstadt von Rosario zu fahren, wo sie bei Maras Mutter in der »Villa Diego« lebt.

Die Gedanken an die Oma bringen mich sogar in meinem Krankenbett ein wenig zum Schmunzeln, und ich vergesse für Minuten vollkommen die Situation, in der Mara und ich uns befinden. Das kleine Häuschen mit dem Namen »Villa Diego«

hat Maras Mutter mit ihren eigenen Händen gebaut. Hier zog sie auch ihre drei Töchter Elena, Claudia und Mara groß. Das Geld für das Überleben der Familie verdiente sie sich als Putzfrau. Elena war die erste der drei Töchter, die Gregoria zur Welt brachte. Kurz nach ihrer Geburt verunglückte der Vater, Señor Bessa, tödlich mit dem Moped. Seit dieser Zeit musste Gregoria ihre Tochter allein durchbringen. Mit dem Baby auf dem Arm marschierte sie täglich von dem kleinen Dorf La Paz, in dem sie lebte, in die sechs Kilometer entfernte Stadt, wo sie als Putzfrau arbeitete. Geld für den Bus hatte sie nicht. An manchen Tagen kam Francisco Cavigioli mit seinem Traktor die staubige Straße entlang und fragte Gregoria, ob er sie mitnehmen könne. Dabei erzählte sie ihm von ihrer Trauer und wie sehr sie ihren verunglückten Mann Señor Bessa vermisse. Einige Zeit später kam Francisco Cavigioli fast täglich mit seinem Traktor vorbeigefahren, und eines Tages war Gregoria mit ihrer zweiten Tochter Claudia schwanger. Anderthalb Jahre später kam ihre dritte Tochter Mara zur Welt. Da es sich in La Paz herumsprach, dass Francisco Cavigioli mehrere Leben lebte, ließ eines Nachts seine Ehefrau Maria die spärliche Unterkunft von Gregoria abbrennen. Gregoria konnte ihre drei Töchter retten und flüchtete noch in derselben Nacht mit dem Schiff über den Fluss Parana nach Rosario, wo sie wieder als Putzfrau einen Job fand und in ärmlichsten Verhältnissen ihre drei Töchter großzog. Einige Jahre nachdem Gregoria schließlich eine Putzstelle bei dem verwitweten Schraubenfabrikanten José angetreten hatte, nahm dieser sie zur Frau. Seitdem leben Gregoria und José in einem sehr großräumigen Haus in Rosario zusammen, und die unglaublich harten Jahre, in denen Gregoria nur durch das spärliche Gehalt als Putzfrau ihre Töchter versorgen konnte, waren endlich vorbei. Gregoria war nie wieder nach La Paz zurückgekehrt und hatte auch Francisco Cavigioli nie mehr gesehen. So kam es, dass alle drei Schwestern ihre Väter nicht kennengelernt haben. Danke, Gregoria, dass du so starke Mädchen wie Mara zur Welt gebracht hast. Ich hätte dich verstanden, wenn du Mara von dieser Operation abgeraten hättest, bei deiner Liebe zu deinen Töchtern. Du Gute, als ich dich das letzte Mal sah in deinem Haus in Rosario, da hast du mir ins Ohr geflüstert, dass du mir eine deiner Nieren spenden würdest, falls ich eine bräuchte.

Meine Gedanken werden von der Krankenschwester unterbrochen, die kommt, um mich abzuholen. Ist das ein gutes Zeichen? Bedeutet das, dass bei Mara alles zur Zufriedenheit gelaufen ist? Die Schwester nickt bejahend und fährt mich mit dem Bett in Richtung Operationssaal. Die Schlaftablette, die mir die Krankenschwester bereits im Zimmer verabreicht hat, beginnt zu wirken. Ich falle in einen tiefen Schlummer. Ich sehe Mara vor mir, die ein langes weißes Hochzeitskleid anhat. Sie reitet auf einem weißen Pferd neben mir her. Ich trage einen weißen Anzug. Mein Pferd ist ebenfalls weiß. Wir reiten in hohem Tempo durch eine endlos weite Ebene. Quellwolken in allen Farben kommen uns in riesiger Geschwindigkeit am Firmament entgegen. Wir verlassen den Erdboden. Die Pferde tragen uns über ein großes Wasser, das türkisblau leuchtet. Plötzlich beginnt es in Strömen Blut zu regnen. Die beiden weißen Pferde, Maras Hochzeitskleid und mein weißer Anzug sind blutüberströmt. Die roten Pferde tragen uns immer weiter, bis wir ins Nichts hinübergleiten.

Wir leben

Bin ich ein Träumer, der soeben von seinen eigenen Träumen in fremden Träumen aufwacht? Als ich aus der Tiefe der Narkose zu mir komme, ist mein erster Gedanke, den ich fassen kann: Wie geht es Mara? Es gehe ihr gut, beruhigt mich die Krankenschwester, die gerade die Geräte, an denen ich angeschlossen bin, überprüft. Ob ich sie sehen dürfe? Später könne sie mich kurz besuchen. Welch ein Glück! Mara lebt. Ich lebe. Wir beide haben die Operation überstanden. Ich kann es kaum erwarten, Mara zu sehen. Ich darf im Moment das Bett nicht verlassen, sagt mir die Schwester. »Sie sind noch auf der Intensivstation.« »Und wann komme ich hier raus?« »Morgen«, erwidert sie. Morgen wird mich auch meine Tochter besuchen. Bei dem Gedanken an dieses wundervolle kleine Wesen weine ich vor Freude. Mara hat mir mit ihrer Niere eine zweite Lebenszeit geschenkt und damit das Tor zu einer neuen Welt geöffnet. Ich kann es kaum glauben: Mit dieser neuen Lebenszeit habe ich gleich ein weiteres Geschenk bekommen, nämlich meine Tochter Geraldine beim Aufwachsen begleiten zu dürfen.

Ich liege in einem Einzelzimmer. Welch ein Luxus, denke ich, so muss ich nicht mit wildfremden Menschen auf engstem Raum am gegenseitigen Stoffwechselgeschehen teilnehmen. Maras Niere hat sofort die Arbeit in meinem Körper aufgenommen. Stündlich kann man sehen, welchen Tanz ihre Niere in mir veranstaltet. Der Kreatininwert sinkt. 6,8 war die Restleistung, die meine Nieren vor der Operation gerade noch zustande gebracht haben. Jetzt steht er auf 3,8, bald auf 2,9, dann auf 2,4 und schließlich auf 2,1. Maras Niere tanzt und tanzt, tanzt mich ins Leben zurück. Ihre Niere sitzt nun in meiner rechten Bauchhöhle, an einem fremden Ort in einem fremden Körper, der von der Schöpfung nie dafür vorgesehen war. Es funktioniert. Mara lebt. Ich lebe. Wir leben. Es leben die Errungenschaften unserer Medizin!

Ich muss an die vielen Menschen denken, die nicht mein Glück haben und seit Jahren auf ein Spenderorgan warten. Und ich muss an die denken, die dabei auf der Warteliste sterben. Dabei wäre es doch vonseiten der Politik ein Einfaches, den Organmangel zu beheben. Wenn ich wieder auf die Beine komme, werde ich im Herbst die Lindenbäume vor meinem Kaffeehaus mit künstlichen Organen behängen. In riesigen Lettern werde ich an die Hauswände projizieren: »Organe wachsen nicht auf Bäumen.« Dabei hoffe ich, dass die damit verbundene Medienaufmerksamkeit dazu beitragen wird, in der Öffentlichkeit und der Politik die Diskussion um die Änderung unseres bestehenden Organgesetzes hin zur Widerspruchslösung zu lenken.

Das Wiedersehen

Meine Gedanken werden unterbrochen. Mara kommt zu mir ins Zimmer. In einer fast durchsichtigen Zartheit steht sie vor meinem Bett. Ein weißes Krankenhausnachthemd, mit kleinen Blutflecken beschmutzt, bedeckt ihren Körper. Mein lebensrettender Engel steht vor meinem Krankenbett. Ich nehme ihre Hand und lege sie auf den Verband, der meine rechte Bauchseite bedeckt: »Hier tanzt dein argentinisches Nierchen.«

Das Stehen fällt Mara schwer. Die Schwester stellt uns einen Stuhl an mein Bett. Das Sitzen fällt Mara noch schwerer, da sie aufgrund der Operation sehr starke Schmerzen hat. Ich streichele über ihre Wangen. Ich weiß, diese Schmerzen hat sie nur, weil sie mich gerettet hat. Ich versuche, sie ein wenig von ihren Schmerzen abzulenken und flüstere ihr zu: »Apropos Tango und tanzendes argentinisches Nierchen, wusstest du, dass ein entfernter Verwandter meines Vaters, Hermann Uhlig aus Chemnitz, 1830 eine Vorform des Bandoneon erfunden hat und daraufhin ein Heinrich Band aus Krefeld ab 1846 mit der kommerziellen Herstellung des Instruments begann. Um 1880 tauchte es dann in Montevideo und Buenos Aires auf und machte dort als euer Tangoinstrument Karriere. Carlos Gardel in den dreißiger Jahren und dann Piazzolla, der Bandoneonvirtuose in den achtziger Jahren mit seinem Tango nuevo, ... und jetzt wir beide ... und der Uhlig aus Sachsen ...«

Sie lächelt mich an, und in diesem Lächeln wohnen eine solche Zartheit und Liebe, wie ich sie vorher noch nie in meinem Leben erfahren habe. Mara wirkt jetzt sehr angestrengt, die Wunde fängt an, sehr zu schmerzen. Sie möchte wieder zurück in ihr Bett. Morgen komme sie wieder vorbei. Kurz bevor sie mein Krankenzimmer verlässt, rufe ich ihr leise »Danke« zu.

»Du musst mir nicht dafür danken, dass ich dich liebe.«

Am Abend schickt mir mein Heidelberger Freund Frederick eine SMS aus seiner Wahlheimat Amerika: »Innerlicher, liebe Mara, lieber Gerald, kann man gar nicht miteinander sein. Welch eine poetische Operation. Euer Freddy.«

Postoperative Gedanken

Ich liege allein im Krankenzimmer, und meine Gedanken spazieren wieder einmal, wohin sie wollen. Das wirklich Angenehme an einer Narkose ist, dass man so weit weg ist von allen menschlichen Dummheiten. Als ich aus meiner Narkose erwacht bin, dachte ich, dass so der Tod sein müsse. Sehr angenehm ist dieses Nichts gewesen, von dem ich gerade herkam. Kein Lärm der Flugzeuge, keine Rasenmäher, kein Rauschen über der Stadt, kein Schnarchen. Keiner, der einen belehren oder umerziehen will. Auch warten dort keine Jungfrauen, um dumme Lausbuben zu belohnen. Keiner da. Keine Träume, keine Farben, keine Gerüche, keine Liebe, kein Hass, kein Schmerz. Keine Sterne. Keine Galaxien und keine dunkle Materie. In dieser Blase ist schlichtweg nichts. Ich bin selbst zum Nichts geworden. Es ist der gleiche Zustand wie vor unserer Geburt.

Ich betrachte die Wunde an meinem Körper, die Stelle, an der die Ärzte Maras Niere eingesetzt haben. Ich bin glücklich, heute leben zu dürfen, in einer Zeit, in der wir diese hochentwickelte Medizin haben. Ohne diese Errungenschaften wäre ich nicht mehr am Leben. Vor fünfzehn oder zwanzig Jahren wäre ich mit meinen kaputten Nieren bereits gestorben. Dass wir die Anästhesie haben, die uns in einen todesähnlichen Schlaf versetzen kann, in dem man bei schweren Operationen keinen Schmerz oder Angst empfinden muss, auch das ist ein Geschenk unserer Forschung und unserer Wissenschaftler. Diesen Menschen verdanken wir es, dass eine solche Transplantation erst möglich ist.

Es ist für uns heute unmöglich, sich den unbehandelten Schmerz bei einem gebrochenen Bein oder einem Darmverschluss vorzustellen, anhaltende Zahnschmerzen oder die

Schmerzen einer Amputation – einfach unglaublich. Ich halte die Anästhesie – nach dem Feuer – für die größte menschliche Errungenschaft, dicht gefolgt von der Erfindung schmerzlindernder Mittel, Antibiotika, Insulin und anderen medizinischen Wundern. Sie alle haben unser physisches Dasein erträglich gemacht und unsere Psyche von Ängsten befreit.

»Wer viel Geist und Neugierde hat, macht das Beste aus seinem Leben«, sage ich der Schwester, die ins Zimmer kommt, um meinen Verband zu wechseln. Die Wunde würde gut verheilen, bemerkt sie. Es sei mein Glück, dass ich ein so gutes Hautgewebe habe. Sie leert den gefüllten Urinkatheder. »Die Niere ihrer Frau arbeitet ausgezeichnet.«

»Darf ich meine Frau jetzt noch einmal sehen?« Das gehe nicht. Weder Mara noch ich dürften im Moment aufstehen. Aber morgen früh sei es dann möglich. Die Schwester legt mir eine Infusion an. Mein Körper brauche viel Flüssigkeit, und ich solle läuten, wenn die Infusion durchgelaufen sei. Ich zähle die Tropfen, die langsam durch den Schlauch in meinen Körper fließen. 208, 209, 210 … Schlaf kann ich fürs Erste nicht finden. Das sei eine normale Nachwirkung der Narkose, sagt der diensthabende Arzt, der zur Kontrolle vorbeikommt. Also gebe ich mich weiter meinen Gedanken hin.

Als die Infusion durchgelaufen ist, klingele ich nach der Nachtschwester. Ich frage wieder nach Mara und will zu ihr gehen. Aber die Schwester sagt, Mara habe starke Schmerzen. Sie habe ein Schmerzmittel bekommen und schlafe jetzt fest. Ja, ich will, dass sie schläft. Ich will, dass sie keine Schmerzen hat. Sie hat diese starken Schmerzen wegen mir. Ich weine für sie. Die Schwester sagt, ich solle klingeln, wenn etwas sei. Sie geht. Es ist drei Uhr am Morgen. Ich bin munter, als hätte es unsere Operation nicht gegeben. Ich wäre jetzt viel lieber im Café als im Krankenhaus. Ich klingele wieder nach der Schwester und bitte sie um eine Schlaftablette. Ich fühle mich erschöpft und hellwach zugleich. Sie bringt mir die Tablette. Ich hasse bekanntlich Schlaftabletten und hoffe, dass ich doch noch von selbst einschlafen werde. Also lege ich die Tablette auf den Nachttisch. Meine Gedanken kreisen um berühmte Wissenschaftler und deren Erfindungen … Schluss, so komme ich nicht zum Schlafen! Ich nehme die Tablette, sicher auch die Errungenschaft eines Nobelpreisträgers. Nachdem ich ein ganzes Glas Wasser dazu getrunken habe, fällt mir noch ein bekannter Autor ein, den ich einmal im Café getroffen und nach einem Lieblingssatz aus seinen Romanen gefragt habe. Er antwortete, wie aus der Pistole geschossen, dass das der Dialog mit der Mutter sei:

»›Mutter, muss ich sterben?‹

›Solltest du sterben‹, antwortete die Mutter, ›bringe ich dich noch einmal zur Welt, mach dir keine Sorgen.‹«

Irgendwie kam mir der Satz vertraut vor, so als hätte ich ihn in meiner Kindheit bereits schon einmal gehört. Keine fünf Minuten sind vergangen, und die Wirkung der Tablette hat mich in den Schlaf verschwinden lassen.

Morbus Fabry

Es sei das Beste für Paare, wenn sie nach einer Transplantation in getrennten Zimmern lägen, sagt mir die Krankenschwester, als ich mich mit meinen vielen Schläuchen am Körper auf den Weg in Maras Zimmer mache. Es sei erfahrungsgemäß nicht gut, ständig die Schmerzen des anderen mitzubekommen. Die Schwester begleitet mich ein Stück. Es fällt mir nicht leicht zu laufen, ich schleppe mich eher an

Maras Bett. Sie liegt da in ihrer zarten Durchsichtigkeit. Um ihre Beschwerden zu lindern, hat man ihr eine Infusion mit starken Schmerzmitteln gelegt. Wir lächeln uns an, ein wenig angestrengt, und sie sagt, dass es sie glücklich mache, dass ich es zu ihr geschafft habe. Ich bleibe fünfzehn Minuten an ihrem Bett sitzen, ohne weitere Worte.

Als ich wieder in meinem Zimmer ankomme und mich langsam in mein Bett begebe, kommt meine Schwester Manuela vollkommen aufgeregt hereingestürmt. Bei ihr ist der Nephrologe, der seit einigen Jahren das Sterben meiner beiden Nieren begleitet hat.

»Stell dir vor«, sagt meine Schwester, die für die Zeit unseres Krankenhausaufenthaltes von Hamburg nach Berlin gekommen ist und in unserer Wohnung lebt, auch um Geraldine mit zu betreuen, »ausgerechnet in dem Moment, als du auf dem Operationstisch lagst, haben mich unsere Cousinen aus München angerufen, von denen wir seit Jahrzehnten nichts mehr gehört haben und …«

»Was wollten sie?«, unterbreche ich ungeduldig meine Schwester.

»Sie haben mir berichtet, dass beide ihre Nieren verloren haben und seit einiger Zeit mit der Dialyse leben müssen. Dabei haben die Ärzte bei ihnen eine Krankheit namens Morbus Fabry diagnostiziert.«

»Morbus Fabry? Was ist das?«, frage ich verwirrt.

»In Ihrer Familie mütterlicherseits gibt es eine genetische Erkrankung, die vererbt werden kann und die Morbus Fabry heißt«, antwortet der Nephrologe mit einer ruhigen wie schuldbeladenen Stimme.

»Als mir nun Ihre Schwester von der Niereninsuffizienz Ihrer beiden Cousinen berichtete, haben wir sofort Ihr Blut untersuchen lassen und die Aktivität Ihres Alpha-Galactosidase-Enzyms gemessen. Und die lag fast bei null – damit steht auch bei Ihnen die Diagnose Morbus Fabry fest.«

In meiner Verwirrtheit frage ich den Arzt nochmals, was denn genau Morbus Fabry für eine Krankheit sei. Er beginnt nun, sie mir und meiner Schwester ausführlich zu erklären. Dabei habe ich das Gefühl, dass sich das Krankenzimmer in einen Hörsaal verwandelt und meine Schwester und ich zu Medizinstudenten werden. »Die Erkrankung Morbus Fabry ist seit mehr als hundert Jahren bekannt, und doch führt sie bis heute ein Schattendasein«, erläutert der Nephrologe. »1898 veröffentlichten zwei Ärzte – Johann Fabry aus Deutschland und William Anderson aus England – unabhängig voneinander die ersten Berichte über Patienten mit purpurroten punktförmigen Hautflecken, die sich über größere Körperpartien erstreckten. Damit beschrieben die Ärzte eine der auffälligsten und manchmal auch ersten Veränderungen bei Fabry-Patienten. Inzwischen ist bekannt, dass Morbus Fabry eine Multiorganerkrankung ist, die außer die Haut auch Augen, Nervensystem, Nieren und Herz betrifft. Da aber diese Erbkrankheit sehr selten vorkommt, hat heute noch kaum jemand von Morbus Fabry gehört. Sogar viele Fachärzte wussten lange Zeit nur wenig darüber. Zudem kann das Krankheitsbild von Patient zu Patient sehr unterschiedlich sein, sodass eine Fabry-Erkrankung meistens erst mit einer Verzögerung von vielen Jahren erkannt wird. Es gibt viele Betroffene, die die Ursache ihrer Beschwerden gar nicht kennen.

Morbus Fabry ist angeboren und wird durch ein defektes Gen vererbt, das auf dem X-Chromosom liegt. Veränderungen im Gen für die Galactosidase bewirken, dass der Körper dieses wichtige Enzym gar nicht oder nicht in ausreichender Menge herstellen kann. Früher dachten die Forscher, dass nur Männer an Morbus Fabry erkranken, da sie lediglich ein X-Chromosom besitzen. Frauen, die zwei X-Chromosome haben, galten hingegen lange Zeit nur als Überträgerinnen der Erkrankung, ohne selbst von Beschwerden betroffen zu sein. Inzwischen ist gesichert, dass auch Frauen an Morbus Fabry erkranken, obwohl das Enzym bei ihnen häufig noch eine Restaktivität hat.

Sollte in einer Familie Morbus Fabry diagnostiziert werden, ist es ganz wichtig, dass sich alle Familienangehörige untersuchen lassen, da auch sie erkrankt sein können. Konkret verhält es sich so: Ist eine Mutter an Morbus Fabry erkrankt, können ihre Kinder, ob Mädchen oder Jungen, von dieser Krankheit betroffen sein. Die Chancen stehen fünfzig zu fünfzig. Ist ein Vater an Morbus Fabry erkrankt, so gibt er diese Erkrankung hundertprozentig an seine Töchter weiter. Seine Söhne können diese Erkrankung hingegen nicht haben.

In Deutschland gibt es ungefähr vier- bis fünfhundert Menschen, die bisher die gesicherte Diagnose Morbus Fabry erhalten haben. Fachleute schätzen jedoch, dass weitere fünfhundert bis tausend Menschen an dieser Krankheit leiden, die das aber nicht wissen beziehungsweise bei denen bisher eine falsche Diagnose gestellt wurde. Morbus-Fabry-Patienten weisen eine Vielzahl unterschiedlichster Symptome auf. Der progressive Verlauf der Erkrankung bewirkt, dass sich Symptome häufig verändern oder verstärken.«

Von fern höre ich Mutters Stimme, als würde sie ein Kinderlied singen: »Kinder, jemand muss den Müll hinausbringen, das Dienstmädchen hat heute frei.«

Der Arzt blickt auf mein völlig erstauntes und mit tausend Fragen behaftetes Gesicht. Ich sage: »Morbus Fabry hat also meine Nieren zerstört?« Er nickt. Ein angespanntes Schweigen liegt im Zimmer. »Ich fasse noch einmal kurz zusammen: Wegen eines – in der Regel ererbten – genetischen Defekts auf dem X-Chromosom fehlt den Betroffenen das Enzym Alpha-Galactosidase. Deshalb können bestimmte Fette nicht richtig abgebaut werden; sie lagern sich stattdessen in verschiedenen Organen ab, bei Ihnen in der Niere und am Herzen, und schädigen diese. Deswegen nennt man Morbus Fabry eine Speicherkrankheit. Bildlich gesprochen kann man sich die Krankheit auch anhand des eigenen Hausmülls vorstellen: Wenn sie ihren Müll nicht ständig aus dem Haus schaffen könnten, wäre ein normales Leben dort inmitten des Unrats nicht mehr möglich.«

Die Worte des Arztes klingen wie ein Echo in meinen Ohren nach. Und wieder höre ich die Stimme meiner Mutter, die mir aus dem Wohnzimmer zuruft:

»Kinder, jemand muss den Müll hinausbringen, das Dienstmädchen hat heute frei.« Ich habe plötzlich das Gefühl, als zöge mein ganzes Leben wie eine tragische Komödie in Zeitlupe an mir vorüber. Ich sehe mich, wie ich damals als Staubsaugervertreter jobbte und der Trainer mir seinen ganz persönlichen Verkaufstrick mit auf den Weg gab. Ich sollte mir bei meinen Verkaufstouren immer eine Handvoll Staub in die Hosentasche stecken und die Hausfrau bitten, einen bereits von ihr gesaugten Teppich mit unserem Produkt nochmals nachsaugen zu dürfen. Dazu sollte ich mir von der Hausfrau einen sauberen Staublappen geben lassen, den ich über die Röhre unseres Produkts zu stülpen hätte, wo normalerweise unser Beutelsystem befestigt ist. Beim Saugen hätte ich jetzt nur noch die Hausfrau so abzulenken, dass ich den mitgebrachten Staub unbemerkt in das Staubtuch legen könnte. Wenn ich dieses am Ende dann vor ihren Augen enthüllen würde, käme mein großer Sieg.

Ich sehe mich, wie ich mit meinem Staubsaugerkoffer vor einem Bungalow in einer guten Wohngegend stehe und klingele. Das ganze Haus wie auch der Garten wirkten klinisch sauber oder, besser, steril. Eine junge Dame um die dreißig öffnete die Tür. Sie trug einen Hosenanzug in weißer Farbe, hatte blonde Haare und ein angenehm unauffälliges Aussehen. Ich könne reinkommen, um mein Produkt zu präsentieren, aber sie garantiere mir, dass bei ihr kein Staub zu finden sei. Vielleicht ist ja heute mein Glückstag, dachte ich, und ich verkaufe mit dem Staubtrick meinen ersten Staubsauger. Ich zog meine einstudierte Show ab und präsentierte ihr zum Schluss den mitgebrachten Staub. Völlig verwundert starrte sie darauf, es kam mir vor, als würde sie im nächsten Moment in Ohnmacht fallen. Plötzlich schwankte sie in Richtung Küche, und keine Minute später hörte ich klirrend Geschirr zerspringen. Sie zertrümmerte Teller und Tassen auf dem Küchenboden und schrie dazu, dass eine Verschwörung gegen sie im Gange sei. Ich sei das Böse, der Schmutzbringer, der Staubbringer, der Müllbringer. Alles sei Staub, der Kosmos, die Erde, alles.

Sie sei so stolz auf sich gewesen, dass sie bisher allen Staub und Schmutz und Müll aus ihrem Leben fernhalten konnte. In Weiß habe sie geheiratet, in Weiß sei sie zur Welt gekommen, in einem weißen Kostüm habe sie ihren Führerschein und ihr Abitur gemacht, und nun das. Jetzt habe der Schmutz gesiegt, der Müll habe sie umzingelt, er trachte nach ihrem Leben. Er wolle ihr die Atemluft nehmen und ihren Lungen den großen Krebs bringen. Jetzt sei alles zu Ende, und eigentlich sei sie erleichtert, denn sie hätte auch bald nicht mehr die Kraft gehabt, alles in ihrem Leben sauber zu halten. Gedenke Mensch, dass du aus dem Staub der Sterne entstanden bist und dass du wieder zu Staub zurückkehrst.

Sie schrie entsetzlich. Sie nahm Essensreste aus ihrem Kühlschrank und warf diese mit Genuss auf ihre weißen Teppiche. Eine Flasche Rotwein schüttete sie noch zusätzlich auf die weißen Stoffstühle. Dann sprang sie mit ihren Schuhen auf ihre weiße Couchgarnitur. Sie stand da wie ein kleines Mädchen, kicherte und begann plötzlich, auf ihr weißes Sofa zu pinkeln.

Ich traute meinen Augen nicht. Was war das? Ich hatte doch nur versucht, mit einem kleinen Trick einen Staubsauger zu verkaufen. Während sie sich in einen größeren Lachanfall hineinkicherte, rief ich ihr zu, dass sie sich beruhigen solle, es sei doch nur ein billiger Verkaufstrick eines verzweifelten Staubsaugervertreters gewesen. Aber sie hörte mich gar nicht mehr. Ich könne ruhig gehen, ihr gehe es so gut wie nie zuvor in ihrem Leben, alles sei in Ordung, sie komme allein zurecht, ich solle nur immer darauf achten, dass ich meinen Müll loswerde. Auch ich sei voller Müll. »Sie müssen ihren Müll loswerden!«, schallt ihre Stimme in meinen Ohren nach.

Die Blackbox meines bisherigen Lebens

Meine Erinnerungen und meine Gegenwart stürzen in diesem Krankenzimmer auf mich ein. Warum passiert das alles mir? Der Dame Evolution kann ich nicht mit Beschwerden kommen. Sie kennt keine Moral. Sie und ihr Mitarbeiter, der Zufall, haben meinen Körper ausgesucht, um durch Mutationen in meinem Innern weiter zu experimentieren. Es ist eine der wichtigsten Voraussetzungen für den Erfolg des Lebens auf der Erde, dass im Erbgut ständig Mutationen entstehen, die an die Nachkommen weitergegeben werden.

Was dabei tatsächlich ein Fehler oder die Voraussetzungen für die Eroberung eines neuen Lebensraums ist, stellt sich erst im Nachhinein heraus. Die Sexualität und die Krankheiten sind die am stärksten formenden Kräfte der Evolution. Mein Körper ist eben zufällig zu ihrem Experimentierfeld geworden. Aber auch der Gedanke, dass letztlich jede Schöpfung, ob gesund oder krank, in die Apokalypse führt, bringt mir in diesem Moment wenig Trost. Das Leben kann eine atemberaubende, lustvolle Reise sein, letztlich führt sie vom Nichts zum Nichts ins Nichts. Tränen schießen aus meinen Augen, und im nächsten Augenblick beginne ich, heftig zu lachen, Lachen ist ein ausgezeichnetes Mittel gegen die Verzweiflung und den Tod, es stärkt das Immunsystem, und das brauche ich doch jetzt, sage ich zu meiner Schwester und dem Arzt. Langsam nur beruhige ich mich wieder, und ich begreife, dass mit dem Wissen um Morbus Fabry soeben die Blackbox meines bisherigen Lebens gefunden wurde. Obwohl ich nicht sehr viel vom Vortrag des Arztes verstanden habe, so habe ich doch begriffen, dass es diese Krankheit ist, die mich vom Anfang meines Lebens an attackiert hat. Das Rätsel ist gelöst, in meinem Körperkrimi ist gerade der Schuldige gefunden worden. Der Mörder meiner Organe hat endlich einen Namen. Und ich weiß jetzt auch, warum alle Familienmitglieder mütterlicherseits zwischen ihrem dreißigsten und fünfzigsten Lebensjahr gestorben sind.

Ich muss an das unsägliche Brennen in den Finger- und Zehenspitzen während meiner Kindheit denken, das die Medizin Akroparästhesie nennt, an die ständigen Darm- und Magenkrämpfe, die verdickte Herzmuskelwand, meine vielen Hörstürze, die Trübungen in meinen Augen, an denen immer wieder flimmernde geometrische Figuren in Zeitlupe vorbeiziehen, die ständigen nervlichen Überreizungen, die auftretenden Sprachstörungen während meines Aufenthalts in der psychosomatischen Abteilung der Klinik Havelhöhe und schließlich an den Verlust meiner beiden Nieren. All diese Symptome, die einen großen Teil meines Lebens dominiert haben, haben diese eine Ursache: Morbus Fabry. Es ist unfassbar. Ich erinnere mich an meinen Traum von der Versteigerung, in dem ein Krankheitsbild angeboten wurde, dessen Inhalt ich damals nicht erkennen konnte. Meine Schwester und ich schauen uns lange schweigend an. Ich sehe uns beide als Kinder. Ich sehe meine Schwester, wie sie bei einem meiner Fieberanfälle an mein Bett tritt und ruft: »Schlaf, schlaf Bruder, schlaf es doch einfach weg.« Ich frage den Arzt, ob meine Schwester und ihre beiden Töchter auch Morbus Fabry hätten.

»Das kann sein, muss aber nicht. Das werden erst die Blutuntersuchungen zeigen«, antwortet er.

»Und meine Tochter Geraldine?«, schießt es aus mir heraus.

»Es ist so«, sagt der Arzt etwas stockend, »wenn der Vater die Krankheit hat, ist es nach den Gesetzen der Vererbung ziemlich sicher, dass auch die Tochter sie hat.«

Ein Alptraum

Ich bin kurz davor, irre zu werden. Meine Tochter Geraldine soll nun auch all diese Torturen und Schmerzen noch vor sich haben und ertragen müssen? Das kann nicht wahr sein. Das ist ein Alptraum, ein Alptraum, der in einem Krankenzimmer spielt. Nach vielen Jahren der Ungewissheit und der ständigen Ängste bin ich doch vor wenigen Momenten noch glücklich darüber gewesen, dass unsere Operationen gelungen sind und Maras Niere von meinem Körper angenommen wurde und arbeitet. Mara hat mir ein zweites Leben geschenkt. Und das soll mir jetzt durch Morbus Fabry wieder genommen werden? Dieser Gedanke ist die größte und schwerste Last, die heute in diesem Krankenzimmer auf mich einstürzt.

Ich frage den Arzt, wieso er diese seltene Krankheit so gut kenne, woraufhin er mir erklärt, dass er seit längerer Zeit zu einem der wenigen Forschungsteams in Deutschland gehöre, das sich intensiv mit Morbus Fabry beschäftige. Ich traue meinen Ohren nicht. Seit mehr als drei Jahren bin ich bei ihm in Behandlung, und erst die Nierenausfälle meiner Cousinen haben den Spezialisten darauf gebracht, dass auch ich diese Krankheit haben könne? Jetzt, wo meine Nieren verloren sind, jetzt erst sei er aufgewacht! Warum hat er mich nicht ein Mal in den drei Jahren nach den typischen Symptomen für Morbus Fabry befragt, zumal es keinen ersichtlichen Grund für das langsame Versagen meiner Nieren gab? Auch die vielen anderen Nephrologen, die ich seit 1996 aufgesucht habe, hätten als Nierenspezialisten an Fabry denken müssen. Und auch der Kardiologe, der meine Herzmuskelwandverdickung diagnostizierte, für die es keinen ersichtlichen Grund gab, hätte es tun müssen. Die Möglichkeiten, meine Nieren damals noch zu retten, wären bei rechtzeitiger Diagnose nicht schlecht gewesen. So hat es dreiundfünfzig Jahre gedauert, dem Killer meiner Organe auf die Spur zu kommen. Ich schaue den Arzt und meine Schwester sprachlos an. Mir ist zum Schreien zumute, aber so kurz nach der Operation habe ich nicht genug Kraft dazu. Auch meine Wunde schmerzt.

Der Arzt erklärt mir, dass es ihm sehr leid tue, aber er habe bei mir nicht dieses seltene Krankheitsbild vermutet. In Amerika würden sich in einer solchen Situation die Anwälte gegenüberstehen und wegen Unterlassung über Millionenbeträge für eine Abfindung des Geschädigten verhandeln. Der Arzt tröstet mich damit, dass es seit wenigen Jahren ein Medikament gebe, ein rekombinant hergestelltes Enzym, das ich alle vierzehn Tage intravenös zu mir nehmen müsse. Meine Gefühle fahren Achterbahn. Ich bin froh, dass endlich der Täter erkannt ist, der in meinem Körper sein Unwesen treibt, und ich bin sehr erleichtert, dass es ein Ersatzenzym gibt, mit dem man Morbus Fabry behandeln kann. Meine erste Wut auf den Arzt macht wieder der Sympathie Platz, die ich in den Jahren unserer Begegnungen für ihn gewonnen habe. Vielleicht, wenn er früher reagiert hätte, vielleicht hätte man meine beiden Nieren retten können! Aber für ein Hätte, Könnte, Müsste ist unser Leben nicht eingerichtet. Eine Klage vor Gericht würde meine Nieren auch nicht zurückbringen.

Mein nächster Gedanke ist, ob Morbus Fabry nicht sofort die Niere von Mara in meinem Körper attackieren und sie genauso hinrichten kann wie meine eigenen Nieren. »Nein«, beruhigt mich der Arzt wiederum, die transplantierte Niere sei vom eigenen Enzym, das aus Maras Körper stammt, umgeben und werde von ihm geschützt.

Vor der Operation war es das Wort Kreatinin, das sich in mein Gehirn eingebrannt hatte, jetzt scheint es der medizinische Begriff »Enzym« zu werden. Enzyme steuern die lebenswichtigen biochemischen Reaktionen im Körper, jedes beliebige Waschmittel enthält heute Enzyme, die helfen den Schmutz katalytisch zu zersetzen. Nur ich habe keine Enzyme, die den Schmutz aus meinen Körper schaffen. War es nicht etwa vor einem Jahr, dass mir eine bekannte Medizinerin zu später Stunde in meinem Kaffeehaus riet, ich solle doch meine Enzymfunktionen auf eventuelle Fehler hin überprüfen lassen, nachdem ich ihr von meinen Krank-

Ursachen für das Versagen

heitssymptomen erzählt hatte. Aber alle Ärzte, mit denen ich danach gesprochen habe, sahen keinen Zusammenhang zwischen fehlerhaften Enzymfunktionen und meinen beiden angegriffenen Nieren, meiner verdickten Herzmuskelwand oder dem Brennen in meinen Gliedern.

Das Spezialistentum der heutigen Ärzte und die fehlende Zusammenarbeit zwischen den einzelnen Fachbereichen verhindert, eine seltene Krankheit wie Morbus Fabry richtig zu diagnostizieren. Die meisten Ärzte sind überfordert, zu viele Patienten, zu viel Arbeit – Ergebnis eines systematischen Totsparens. Zudem versprechen seltene Krankheiten keinen Milliardenprofit für die pharmazeutische Industrie. So fehlt es an der notwendigen Aufmerksamkeit. Etwa dreitausendfünfhundert registrierte Fabry-Patienten gibt es zurzeit weltweit, die Enzymersatzbehandlung kostet pro Patient jährlich um die zweihundertfünfzigtausend Euro. Würden nur zweihundert Menschen Aspirin schlucken, wäre eine Packung dieses Medikaments ähnlich teuer. Welch ein Glück im Unglück wurde mir zuteil, nicht nur weil ich eine neue Niere von meiner Frau bekommen habe, sondern auch weil Morbus Fabry eine der wenigen seltenen Erkrankungen ist, gegen die es seit wenigen Jahren eine Therapie gibt. Der Ersatzstoff für das fehlende Enzym wurde anfangs aus den Eierstöcken chinesischer Hamsterweibchen gewonnen, erklärt mir der Arzt. Heute wird er synthetisch nachgebildet in modernen molekularbiologischen Verfahren. Beim Verabschieden sagt er mir noch, dass ich bereits morgen meine erste Enzymersatztherapie bekommen werde.

Navigationssystem

Ich bin innerlich aufgekratzt und hoffe, dass Manuela und ihre Töchter nicht auch an Morbus Fabry erkrankt sind. Man wird ihnen allen jetzt unmittelbar Blut abnehmen und entsprechende Untersuchungen durchführen, natürlich auch bei meiner Tochter, an der bislang keine Symptome auszumachen waren, um zu sehen, wie stark sich der Gendefekt bei ihr durchgesetzt hat. Aber auf die Ergebnisse werden wir warten müssen, da die Krankheit bei Frauen sehr viel schwieriger nachweisbar ist. Manuela und ich reden über unsere Mutter, wie schwer sie an dieser Krankheit gelitten und wie man sie bis zu ihrem frühen Tod mit völlig falschen Medikamenten behandelt hat.

Es klopft an der Tür, und Geraldine tritt mit ihrem strahlenden Gesichtchen ein. Sofort legt sie los:

»Sag mal Papa, wenn die Frau, die uns immer im Auto aus dem Navigationssystem den Weg ansagt, mal krank wird, so wie du jetzt, kommt dann eine andere, um uns den Weg anzusagen?«

»Sicher käme dann eine andere, um auszuhelfen, aber die Frau, die uns im Moment den Weg ansagt, hat eine Bärennatur und wird nicht so schnell krank.«

Um meine Tränen zurückzuhalten, die beim Anblick von Geraldine fließen wollen, erzähle ich ihr von den chinesischen Hamsterweibchen, die mir jetzt helfen würden, gesund zu werden. Früher, wenn ich als Kind starke Schmerzen hatte, habe mein kleiner Hamster Max mich in seinem Hamsterrad immer getröstet. Bei so vielen Hamsterwelten um mich herum werde ich vielleicht eines Tages auch dicke Bäckchen bekommen und mich zum Schluss in einen Hamster verwandeln. Manuela und ich lachen. Nach diesen geballten Nachrichten ist das jetzt wirklich das Beste. Geraldine unterbricht uns beide aber mit einem ganz ernsten, fast flehenden Gesicht:

»Papa, bitte, werde kein Hamster. Ich habe doch eine Hamsterallergie. Und wenn du wieder nach Hause kommst, als Hamster, dann kannst du nicht mehr neben mir in meinem Bett schlafen.«

»Keine Sorge, mein Kind, das war nur ein Scherz. Ich werde bestimmt kein Hamster. Ich freue mich schon so sehr darauf, aus dem Krankenhaus zu kommen. Und wenn ich dann wieder zu Hause bin, kannst du in aller Ruhe neben mir einschlafen.«

Manuela und Geraldine verlassen mich, um noch bei Mara im Zimmer vorbeizuschauen. Sie werde sehen, wie es ihr gehe, und danach entscheiden, ob sie ihr die Neuigkeiten mitteilen könne, sagt meine Schwester Manuela beim Abschied.

Bald darauf kommt Mara in mein Zimmer gestürmt. »Deine Tochter hat auch indianisches Blut! Das ist ein starkes Blut,« sagt sie, »dieses Morbus Fabry wird sie nicht so stark treffen wie dich. Mach dir keine Sorgen. Ich liebe dich. Ich habe Schmerzen. Ich will nur schlafen.«

Danke

Später, als ich wieder allein im Zimmer bin, kommt der Chirurg vorbei, der gemeinsam mit dem Chefarzt die Transplantation durchgeführt hat. Er will sich die Narbe anschauen und meinen Zustand überprüfen. Ich bedanke mich für seine Arbeit, woraufhin er mich verwundert ansieht. Ein Danke würde selten vonseiten der Patienten kommen. Die Narbe und alles andere sähen ganz zufriedenstellend aus, sagt er nach der Untersuchung in seinem bayerischen Dialekt. Es gebe in den ersten Tagen nach einer solchen Operation noch einen kritischen Moment, die Niere könne sich nämlich drehen, was den Blutfluss der Arterie stoppen würde. Ohne die Durchblutung sei die Niere verloren!

»Und in einem solchen Fall kann man nichts machen?«, frage ich in panischer Angst.

»Nichts kann man machen, leider«, antwortet er, aber es werde schon alles gut gehen. Damit wünscht er mir eine gute Nacht und verlässt das Zimmer.

Höchst sensibel, dieser Bayer, denke ich, als hätte ich heute nicht schon genug zu verdauen gehabt. So liege ich wieder ohne Schlaf, angeschlossen an viele Schläuche, in meinem Krankenbett. Wie die Titanic an nichts weiter scheiterte als an einem kleinen Eisblock, so scheiterten mein Körper und der meiner Mutter offenbar an nichts anderem als an einem fehlenden Enzym. Welch eine Demütigung für unsere Körper. Mutter hatte bereits kurz nach meiner Geburt ihren ersten Schlaganfall und starb mit zweiundfünzig Jahren an einem weiteren. Ihr Leben lang hatte sie wie ich starke Schmerzen in Fingern und Füßen, die die Ärzte jedoch wahlweise für ein Zeichen von Rheuma oder Multiple Sklerose hielten. Du bist an Morbus Fabry gestorben, Mutter, so wie dein Vater und dein Großvater. Wenn ich jetzt zugrunde gehe, weiß ich wenigsten, was die Ursache ist. Dein Vater Karl Luckner hat es an dich und deine Schwester vererbt. Betroffene Väter geben es zu hundert Prozent an ihre Töchter weiter, nie an ihre Söhne. Du und deine Schwester, ihr habt es an eure Töchter und Söhne weitergegeben. Wenn die Mutter Überträgerin der Krankheit ist, besteht für die Kinder zu fünfzig Prozent das Risiko, die Krankheit zu bekommen. Wieso nur ist Vaters gesundes Sperma auf die kranken fünfzig Prozent

Erbgut bei Mutter reingefallen? Wieso haben sich die kranken Gene zu mir durchgemogelt?

Deiner Krankheit trotzend, Mutter, warst du eine starke Frau, und ich danke dir heute für deinen gnadenlosen Anspruch an uns Kinder, auch wenn mich deine liebevolle Strenge manchmal zur Weißglut gebracht hat. Du warst eine so großartige Frau, gebildet, charmant, weitsichtig und mit einer enormen Behauptungskraft ausgestattet. Eure Firma war durch deinen starken Antrieb, dein Verkaufs- und Kommunikationstalent auf dem Weg, ein Konzern zu werden. Aber dann hat dich diese Krankheit viel zu früh in die Knie gezwungen. Hier liege ich nun Mutter, mit der Niere meiner Frau Mara im Leib, und Fabry sitzt bereits in meinem Herzen. Mir ist es ähnlich ergangen, Mutter, wie viel habe ich ausschlagen müssen, weil mir die Kraft dazu nicht gegeben war.

Es ist erst ein paar Stunden her, seit ich weiß, dass ich diese seltene chronische Krankheit habe. Und langsam wird mir bewusst, dass dies auch bedeutet, dass ich nie wieder in meinem verbleibenden Leben gesund werden kann. Diese Krankheit ist jetzt mein Leben. Solange wir gesund sind, sind wir uns überhaupt nicht darüber im Klaren, welch ein Geschenk uns unser Leben damit macht.

Laufen Sie!

Ich schlafe ohne Tabletten ein. Am nächsten Morgen kommt die Schwester, um mir ein wenig zur Hand zu gehen. Die alltäglichen Dinge wie Zähneputzen, Waschen, Stoffwechselvorgänge – Betätigungen, die ich bisher immer mit links erledigt habe – sind zur Schwerstarbeit geworden, die ich nur mit allerhöchster artistischer Kunstfertigkeit zu bewältigen vermag. Dass mir unter diesen Umständen das Kämmen, das Säubern des Körpers, das Pinkeln gelingt, gehört zu den wahren Erfolgserlebnissen in meiner momentanen Welt. Die Krankenschwester, die mich mit meinem Infusionsbeutel, der an einem Gestell auf Rollen befestigt ist, bei meinem Trainingsgang über den Krankenhauskorridor begleitet und mich ab und an am Arm stützt, flüstert mir in ihrer positiven Art lachend zu: »Laufen sie! Sie müssen laufen! Nicht stehen bleiben! Immer weiterlaufen, damit sie bald von hier weglaufen können.«

Sechseinhalb Milliarden Menschen leben auf unserer Welt, und ein paar Tausend oder Zehntausend von ihnen sind an Morbus Fabry erkrankt. Wieso habe gerade ich dieses Los aus der genetischen Lotterie gezogen? Es ist müßig, sich solche Gedanken zu machen. Ich denke an die Menschen da draußen, die diese seltene Krankheit haben und elend leiden, ohne die Ursache ihres Leidens zu kennen, Menschen, die wie ich seit ihrer Geburt Schmerzen haben und deren Ärzte die Krankheit nicht diagnostizieren, weil sie noch nichts von dieser Krankheit gehört haben, obwohl man sich gerade heute über unsere Computervernetzung darüber sehr gut informieren kann. Es fehlt einfach an professioneller Frühdiagnose.

Durch die Transplantation bin ich mit dem Thema Organmangel in Deutschland in Berührung gekommen, durch Morbus Fabry mit dem Thema der seltenen Krankheiten. Weder der Organmangel noch die seltenen Krankheiten haben hierzulande eine Lobby und daher auch keine Öffentlichkeit, obwohl es neben Morbus Fabry ungefähr fünftausend seltene Krankheiten gibt, von denen etwa vier Millionen Menschen in Deutschland betroffen sind. Morbus Fabry ist unter den seltenen Erkrankungen eine der seltensten. Als seltene Krankheit gilt, wenn höchstens fünf von zehntausend Menschen an ihr leiden. Seltene Krankheiten sind die Waisenkinder der Medizin, sie versprechen keinen Milliardenmarkt und sind auch nicht so spektakulär in den Medien einsetzbar wie Krebs oder Aids, die in der öffentlichen Wahrnehmung das Rennen gemacht haben. Bälle und Spendengalas überbieten sich, Forschungen in aller Welt laufen auf Hochtouren, und Gelder stehen für diese Krankheiten zur Genüge zu Verfügung. Sobald ich dieses Krankenhaus verlassen kann, werde ich mir überlegen, wie ich mit meinen Mitteln und Möglichkeiten, den seltenen Krankheiten und dem Dilemma des Organmangels mehr Gehör verschaffen kann.

Maras Niere hat sich zum Glück nicht gedreht, mein Körper hat sie auch nicht abgestoßen. Das Nierchen arbeitet, als hätte es schon immer meinen Körper bewohnt. Nach fast zwei Wochen kann Mara das Krankenhaus verlassen. Die Ärzte sagen, dass ich voraussichtlich in etwa einer Woche ebenfalls nach Hause gehen könne, sollte sich mein momentaner Zustand nicht verschlechtern.

Zu Hause

Vergesst eure mahnenden Götter und lebt die kostbare Zeit, die noch bleibt, intensiv. Am Morgen, als ich das Krankenhaus nach drei Wochen verlassen darf, treffe ich noch einmal den bayerischen Arzt, der dieses medizinische Wunder an mir mit vollbracht hat. Er sagt mir zum Abschied: »Nehmen sie es nicht persönlich, aber ich will Sie hier nie wiedersehen.«

»Danke«, erwidere ich lachend, »ich werde mir alle Mühe geben, und nochmals danke, dass Sie meiner Frau und mir durch ihre gekonnte Arbeit das Leben gerettet haben.«

Endlich bin ich zu Hause, ohne Schläuche am Körper, ohne Verband um die Wunde, ohne Katheter. Ich fühle mich unendlich leicht, befreit. Mara schmiegt sich in meine Arme. Wir haben es fürs Erste geschafft. Meine Tochter Geraldine eilt mir entgegen, um mir in ihrer wunderbaren, kindlich unruhigen Freude mitzuteilen, dass sie vorhin eine ihrer Wimpern auf ihren Zeigefinger gelegt und sich dabei ganz fest gewünscht habe, dass ich für immer das Krankenhaus verlassen könne und für immer gesund werde. Dann habe sie die Wimper weggepustet, und genau in diesem Moment sei ich vor der Tür gestanden. Sie überreicht mir ein großes Blatt Papier, auf das sie in bunten Farben geschrieben hat:

»Lieber Papa, liebe Mama, ich habe euch so lieb, ohne euch wäre ich nicht da. Danke. Eure Geraldine«

Nach diesem stürmischen und gefühlvollen Empfang gehe ich zuerst in mein Arbeitszimmer. Von hier aus kann ich auf den gegenüberliegenden Park schauen, in dem gerade viele Menschen in der Sonne liegen. Ich sehe auf die Baumkronen vor meinem Fenster, voller dunkelgrüner Blätter. Dieses glühende, fast schreiende Grün erzeugt in mir eine tiefe Dankbarkeit allen gegenüber, die mir geholfen haben, dass ich noch leben darf. Ich berühre meine Narbe, hinter der verschlossen Maras Niere liegt, die weiter hervorragend arbeitet. Und ich sage mir an diesem warmen Vormittag, das sind unwiederholbare Tage, die du vor dir hast. Lebe sie so klar und intensiv, wie du nur kannst, denn diese Tage bekommst du nie wieder.

Ich brauche in den ersten Wochen zu Hause ungewöhnlich wenig Schlaf und bin meistens bereits gegen vier Uhr früh an meinem Schreibtisch. Ich brüte an neuen Texten und an Ideen, mit welchen Kunstaktionen man auf den Organmangel und auf die seltenen Krankheiten aufmerksam machen kann. Meine beiden Lieben schlafen dann meist noch fest. Manchmal setze ich mich leise zu Mara ans Bett, die unsere kleine Tochter in ihren Armen hält, und schaue auf mein Glück. Da Mara ein wenig aufgedeckt liegt, kann ich ihre Narbe sehen. Wir haben es tatsächlich überstanden. Wir haben den Krieg auf dem Schlachtfeld der Krankheit fürs Erste gewonnen. Mara hat häufig noch starke Schmerzen an ihrer Wunde. Sie klagt nie. Welch eine Haltung, mit der sie unsere Geschichte trägt. Sie hat meinen größten Respekt. Zurück im Arbeitszimmer, kann ich durch mein Fenster sehen, wie das Dunkel der Nacht langsam heller wird und bald der Sonnenaufgang folgt. Hat mich jemals ein Sonnenaufgang so sehr in seinen Bann gezogen wie heute Morgen? Dieses erste Licht der Sonne umarmt mich in solch einer intensiven Art und Weise, dass ich dabei Freude spüre, Freude, wie sie mich auch am Meer überkommt, wenn ich die Sonne sehe, die aufs Wasser strahlt. Ich empfinde heute, an diesem frühen Morgen, die Welt als einen sicheren und freundlichen Ort. Seit der überstandenen Operation habe ich das Gefühl, als würde ich viele Dinge um mich herum zum ersten Mal richtig wahrnehmen und bewusst erleben. Alle meine Sinneswahrnehmungen scheinen in der Wirklichkeit angekommen. Wo war man bisher nicht schon überall auf dieser Welt, ohne wirklich dort gewesen zu sein, ohne wirklich etwas gesehen oder wahrgenommen zu haben. Wie oft hat man seine kostbare Lebenszeit durch Gedankenabwesenheit verschwendet. Wie oft war man hektisch unterwegs, immer mit der Angst, man könnte etwas verpassen, wohingegen man eigentlich nur eines in seinem Leben verpassen kann, sich selbst. Auch die

Kostbarkeit der nicht erneuerbaren Ressource Zeit empfinde ich als eine Herausforderung, um bewusst und sinnvoll mit ihr umzugehen. So werde ich jeden Tag, der mir noch bleibt, zelebrieren, ein Fest daraus machen, weil ich noch hier bin.

Nach den anstrengenden Wochen im Krankenhaus arbeiten meine Zufriedenheits- und Glücksgene wieder zu hundert Prozent. Ich glaube, nun ist endlich die Zeit in meinem Leben gekommen, in der ich niemandem mehr etwas beweisen muss. Ich habe keine Panik mehr vor der Endlichkeit, denn nur dadurch, dass wir sterben werden, wird jeder Moment unseres Lebens unwiederholbar wichtig und kostbar. Mara und ich haben den Tod noch einmal für eine Zeit wegschicken können. Ich will keine Zeit mehr mit irgendeiner Klagerei oder dem Anflug von Zynismus verschwenden. Meine Sinne sind in der Gegenwart. Ab heute sind meine Gedanken Placebos, mit denen ich meinen angegriffenen Körper und meine Organe stärke. Und vor allem danke ich meinem angegriffenen Herzen, dass es Morbus Fabry so lange so tapfer standgehalten hat.

Das Krankheitsbild der Erde

Ich höre, wie unten auf der Straße die Marktstände aufgebaut werden. Heute muss Dienstag sein, denn dienstags und freitags gibt es auf unserer Straße einen Markt. Ich ziehe mir den Bademantel über, laufe hinunter und sehe zu, wie die Marktleute ihre Waren auf ihren Ständen platzieren. Ich kann mich nicht sattsehen an den Farben der Früchte und des Gemüses, dem Gelb der Bananen, den dunkelroten Kirschen, tiefblauen Weintrauben, pastellpinkfarbenen Baummelonen und riesigen roten Kartoffeln. Auch habe ich noch nie so große Blumenkohlköpfe gesehen. Die Marktleute schauen mich ein wenig merkwürdig an mit meinem übergezogenen Bademantel, als ob ich ein bisschen meschugge im Kopf wäre. Der Marktfrau am Obststand sage ich lachend, dass ich erst vor ein paar Wochen zum zweiten Mal auf die Welt gekommen sei, und sie antwortet mir, dass ich unbedingt die Muskattrauben nehmen solle, die hätten die doppelten Vitamine, dass sei gerade richtig für meinen Zustand mit zwei Leben. Ich bitte sie, mir gleich vier Kilogramm davon einzupacken. Als ich mit frischen Brötchen, Trauben, Eiern und allem, was zu einem guten Frühstück gehört, in die Wohnung zurückkomme, tritt meine Tochter Geraldine ein wenig verschlafen mit der Frage vor mich hin, ob denn auch unsere Erde an Morbus Fabry erkranken könne und eines Tages daran sterben müsse? Während ich das Frühstück gemeinsam mit ihr vorbereite, erzählt sie davon, dass man im Fersehen andauernd die vielen Unwetter sehe, die schmelzenden Eisberge, den vielen Smog, und man höre ständig, dass es immer wärmer auf der Erde werde. Bei meinem ersten Schluck Kaffee denke ich, dass Geraldine letztlich mit ihren Beobachtungen nicht ganz falsch liegt. Die Symptome, die Fabry in meinem Körper auslöst, sind eigentlich die gleichen, unter denen unsere Erde durch uns Menschen leidet und aufgrund deren sie in Gefahr gerät, langsam zugrunde zu gehen, wenn wir Menschen nicht schnell anders handeln. Geraldine ist ganz fasziniert von den Gedankenwelten, die wir während unseres gemeinsamen Frühstücks entwickeln.

Ich erkläre ihr weiter, dass man die Erderwärmung auch als das Fieber unseres Planeten bezeichnen könne, hervorgerufen durch den unendlich vielen Müll und die Schadstoffe, die wir Menschen tagtäglich produzieren und an die Luft setzen. Die Wissenschaftler bezeichnen diesen Zustand als den Treibhauseffekt. Die Erde kann diese Mengen an Abfall nicht mehr verarbeiten, also natürlich entsorgen, abbauen oder auch recyceln. Und wie bei der Krankheit Morbus Fabry in Papas Körper, der auch ständig unter Fieber zu leiden hat, speichern die Organe der Erde diesen ganzen Müll, der sich in ihnen anreichert und sich in ihnen verklebt. Diese Organe erleben langsam denselben Kollaps, der auch in Papas Körperorganen durch Morbus Fabry stattgefunden hat. Da alles mit allem auf unserem Erdball in Verbindung steht und das ganze System nur in ausgewogenen biochemischen Prozessen funktionieren kann, bringt unsere fehlgeleitete Abfallwirtschaft den Körper der Welt in ein lebensbedrohliches Ungleichgewicht.

Geraldine staunt und ist gleichzeitig auch stolz, dass sie mit ihren Fragen und Beobachtungen diese Gedanken bei ihrem Papa ausgelöst hat. Ich füge noch hinzu, dass wir Menschen eine Klimakonferenz nach der anderen abhielten, auf denen wir Pläne machen, wie wir den Erdball nun heilen könnten, aber die Zeit dränge, da der Patient Erde langsam sterbe.

»Können wir nicht schon mal damit anfangen, die Erde mit Niveacreme einzuschmieren«, sagt darauf Geraldine, »die schmierst du mir doch immer auf meine Haut, wenn sie rau ist!« Ich muss lachen und an meinen Onkel Kahn denken, der das Problem sicher so formuliert hätte: Wie lange ein vernetztes System wie die Erde oder der menschliche Körper in guter Funktion am Leben bleibt, hängt maßgeblich davon ab, wie gut seine Zellen in der Lage sind, ihren Unrat und Müll zu entsorgen oder zu recyceln.

»Nichts ist ohne sein Gegenteil wahr«

Da es komplizierte und zeitaufwendige Untersuchungen sind, um im Blut von Frauen Morbus Fabry nachzuweisen, haben wir tatsächlich einige lange Wochen warten müssen, bis Geraldines exakte Diagnose feststeht. Mara und ich fahren in höchster Anspannung in die Praxis, um von meinem Nephrologen das Ergebnis zu erfahren.

»Sie können aufatmen, die Werte ihrer Tochter liegen nur ganz knapp unter den Normalwerten, und mit ein wenig Glück kann es sein, dass sie nie unter Fabry-Symptomen leiden muss. Im Moment hat sie einen stabilen, gesunden Körper, ein sehr gutes Blutbild, und falls tatsächlich später Symptome auftreten sollten, würden wir sofort mit der Enzymtherapie beginnen. Je früher Fabry erkannt und behandelt wird, umso größer die Möglichkeit, dass ihre Tochter ein ganz normales, gesundes Leben führen kann.«

Aus Maras Augen laufen Freudentränen. Auch ich bin unendlich erleichtert darüber, dass Geraldine die Torturen meiner Kindheit erspart bleiben. »Der Liebescode der Gene lautet eben: so verschieden wie nur möglich! Das ist dein Indioblut, dein starkes Indioblut«, sage ich zu Mara und nehme sie dabei in meine Arme.

Der Arzt entschuldigt sich nun nochmals dafür, dass er und seine Kollegen Fabry bei mir so spät erkannt haben. Da aber bei meinen fehlenden Enzymen die Speicherung bereits im Mutterleib begonnen habe, hätte man sicher auch bei einer etwas früheren Diagnose der Krankheit meine Nieren nicht mehr retten können.

Was passiert ist, ist eben nicht mehr zu ändern. Als wir wieder zu Hause sind und ich meine Tochter in voller Vitalität im Wohnzimmer herumspringen sehe, muss ich plötzlich an den Satz denken: »Nichts ist ohne seine Gegenteil wahr.« Wie hätten Mara und ich eigentlich reagiert, wenn wir früher von dieser genetisch vererbbaren Krankheit in meinem Körper erfahren hätten? Wir hätten uns natürlich gegen die Geburt von Geraldine entschieden, um ihr das Leiden einer Fabry-Kranken zu ersparen. Also hat es auch etwas Gutes, dass Morbus Fabry bei mir erst nach Geraldines Geburt festgestellt worden ist.

Unser Glück ist an diesem Abend perfekt, als meine Schwester Manuela anruft und uns mitteilt, dass auch ihre Untersuchungsergebnisse heute angekommen und die ihrer beiden Töchter ebenso wie ihre eigenen negativ ausgefallen seien. Keine von ihnen hat die Krankheit geerbt. Stille, ein großes Aufatmen. Wir singen, tanzen und zünden Wunderkerzen an.

Spaziergänge in den Alltag

Ein gutes halbes Jahr ist es her, dass ich zum letzten Mal in Richtung Mitte zu meinem Kaffeehaus gefahren bin. Mein Freund Peter ruft mich am Morgen an, um mich zu fragen, wie es mir gehe und ob ich nicht Lust habe, mit ihm dort zu Mittag zu essen. Meine momentane Verfassung ist ganz stabil. Ich fühle mich stark genug, um nach so langer Krankenzeit den Gang ins Kaffeehaus zu wagen. Zum einen möchte ich meinen Mitarbeitern ein Lebenszeichen geben, zum anderen tut es gut, einfach wieder rauszukommen. Gute Gründe, mich auf den Weg zu machen!

Ich parke mein Auto Unter den Linden. Bevor ich aber zum Mittagessen gehe, laufe ich hinüber auf den Mittelstreifen und genieße das Gefühl, das mich überkommt – endlich zurück aus den Abgründen der Vergessenheit! Ja, ruft es vor Freude aus mir heraus, ich bin wieder da! Ich laufe von der Höhe Neustädtische Kirchstraße den Mittelstreifen entlang bis zur Friedrichstraße. Ich gehe diese Strecke mehrere Male auf und ab und beschaue konzentriert die Lindenbäume. Als ich das letzte Mal hier spazierte, war überhaupt nicht klar, ob ich das alles noch einmal wiedersehen würde. Als ich aus der Narkose erwacht bin, war mein zweiter Gedanke, dir wurde geholfen, also nutze deine kleinen Möglichkeiten, um anderen Betroffenen zu helfen. Ich werde übergroße Kunstnieren an die Lindenbäume hängen. Ich werde sie pinkfarben anmalen lassen, denn das ist der Farbton, den die Niere annimmt, wenn sie von einem Körper zum anderen wechselt. Zum ersten Mal seit der Operation durchströmt mich wieder dieses wundervolle Kribbeln in meinem Körper, das Ideen anmeldet, die nach draußen in die Welt wollen.

Nach einem wunderbaren Empfang im Kaffeehaus und einem schönen Mittagessen mit meinem Freund fahre ich an den Grunewaldsee, um einen größeren Spaziergang zu unternehmen. Das mache ich seit der Operation sehr oft. Ich verabrede mich gewissermaßen mit meiner Krankheit. Wir laufen an irgendeinem Punkt los, und oft führt uns der Weg an ein ganz anderes Ziel. Meist singe ich beim Laufen irgendwelche Lieder vor mich hin, zum Beispiel, frei nach Eichendorff: und meine seele spannte/weit ihre flügel aus/getan das hirnverbrannte/und ich entstand daraus.

Ich schicke meine Gedanken auf Reisen, und obwohl die Bäume, das Laub, die Blumen und die Pilze untereinander eine Sprache haben und sich verständigen, lassen sie mich, wenn ich durch die Wälder streife, dabei in Ruhe. Nie haben mir die Bäume, das Laub, die Vögel oder die Wildschweine bisher Vorwürfe gemacht, dass ich unrasiert sei, dass ich zu wenig verdiene, dass ich zu intensiv anderen Frauen nachschaue. Sie lassen mich ganz bei mir sein, und deshalb bin ich so gerne hier. Die Liebe zum Spazierengehen habe ich von meinem Vater, und dafür bin ich ihm heute noch dankbar. Argentinier gehen selten spazieren. Mara hat mir erzählt, dass in Argentinien Spazierengehen ein Zeichen von Armut sei. Manchmal treibt es mich ins Gebüsch, weil ich pinkeln muss. Ich denke dabei immer an Mara und dass ihr Nierchen gut funktioniert. Das Angenehme beim Spazierengehen ist, dass die Gedanken mit dem Rhythmus der Bewegung so schön dahinplätschern. Ich unterhalte mich so intensiv mit meiner Krankheit, dass mir erst spät auffällt, welch ein schönes herbstliches Licht meinen Spaziergang begleitet und wie sich die frühe Abendsonne inklusive der eingefärbten Herbstbäume im Grunewaldsee spiegeln. Mehrere Male flüstert mir meine Krankheit zu, dass sie von ihrem Wesen her unberechenbar sei und sie mich jederzeit dem Tod übergeben könne. Das sei eben ihre Natur.

Mutter ist mit zweiundfünfzig Jahren an Morbus Fabry gestorben, aber vielleicht habe ich ja Glück, denn durch meinen Vater habe ich ein mordsstarkes Gen-Paket mitbekommen, und ich habe es immerhin schon auf vierundfünfzig Jahre Leben gebracht. Während ich den Teppich aus welken Blättern auf dem Waldboden betrachte, denke ich, der Tod gehört eben zum Leben und umgekehrt, so will es die Natur. Nur unsere hochentwickelte Medizin macht es möglich, dass wir uns daran gewöhnt haben, immer älter zu werden. Mancher Forscher liebäugelt sogar damit, das Altern und den Tod gleich ganz auszuschalten, damit wir Menschen ewig leben können. Keiner will heute mehr sterben. Tod und Krankheit werden auf Teufel komm raus verdrängt, und überall ist der Gesundheitswahn ausgebrochen. Vor Kurzem habe ich einen wunderbaren Satz gehört: Auch wer gesund stirbt, ist definitiv tot und hat vielleicht sogar sein Leben verpasst. Ein kurzes Leben kann manchmal erfüllter sein als ein langes, und man kann um einiges glücklicher leben, wenn man Frieden mit der Krankheit und dem Tod macht. Letztlich kommt es nicht darauf an, wie alt man wird, sondern wie man alt wird! Eines aber ist mir ganz klar, ich möchte kein Pflegefall werden, sodass mein Leben ganz in den Händen anderer Menschen liegt, das wäre gegen meine Würde. Ich möchte selbst entscheiden, wann ich gehe, und das möglichst bei vollem Bewusstsein.

Selbst die Kranken verdrängen ihre Krankheit, denke ich weiter vor mich hin. Ein Freund kommt mir in den Sinn, der an Krebs leidet und nur seiner Frau und mir, dem ebenfalls Kranken, davon erzählt hat. Er schäme sich für seine Krankheit, sei von Schuldgefühlen und Minderwertigkeitsgefühlen geplagt und möchte nicht, dass andere von seinen körperlichen Schwächen erfahren, aus Angst, dass er seine Arbeit und seine Freunde verlieren könne. Eine solche Haltung ist mir vollkommen fremd. Gesundheit und Krankheit sind wie Tag und Nacht, kalt und warm. Kein Zustand ist ohne den anderen denkbar. Jedes menschliche Wesen muss mit seinem Körper ein ähnliches Programm auf dieser Welt durchmachen. Jeder Mensch trägt schwerwiegende Genmakel in sich, und es ist nur eine Frage der Disposition, des Zufalls und des Glücks, ob diese Defekte im Körper zum Ausbruch kommen oder nicht. Wenn man sich zu seiner Krankheit bekennt, kann man sein eigenes Leben viel reicher und entspannter leben. In meinem Leben gibt es nur noch sehr wenige Tabus und keinen Platz für falsche Scham – ein sehr befreiendes Gefühl. Wieviel Lebenszeit verplempert man damit, besser zu erscheinen als man ist!

Plötzlich werden meine Gedanken von einem eigenartigen, sehr schmerzhaften Ziehen in meiner rechten Hüfte unterbrochen. Diese Klaviatur der körperlichen Schmerzsprache ist mir bislang fremd. Abrupt beende ich für heute meinen Spaziergang und steige humpelnd in mein Auto. Dabei spüre ich wieder dieses seltsame Ziehen. Das darf alles nicht wahr sein. Wird sich mein Leben nun weiter aus immer neuen Schmerzen zusammensetzen? Zum ersten Mal denke ich wirklich an Selbstmord.

Infarkt im Hüftgelenk

Das Ziehen im rechten Hüftgelenk hat sich zu starken Schmerzen entwickelt, sodass ich nur noch mit Krücken herumhumpeln kann. Alle tuscheln um mich herum: Der arme Kerl, erst die Sache mit der Niere, und was hat ihn denn jetzt schon wieder erwischt. Um herauszufinden, was da wohl im Argen liegt, hat mir der Arzt eine MRT-Untersuchung verordnet. Der Assistent, der mir den Untersuchungsvorgang erklärt, bittet mich zunächst, alle metallischen Gegenstände abzulegen, da im Innern des Geräts unglaublich starke magnetische Kräfte wirken. Bevor ich in die Röhre hineingefahren werde, bekomme ich einen Kopfhörer aufgesetzt, da die Untersuchung mit einer irren Lautstärke einhergeht. Ich lege mich also hin und werde langsam auf einer Liege ins Innere der Röhre gezogen. Plötzlich gibt es einen Knall. Sofort werde ich wieder aus der Röhre herausgefahren. Was ist passiert? Der verantwortliche Arzt kommt auf mich zugerannt und ruft mit aufgeregter Stimme: »Ist alles in Ordnung?«

»Ja«, antworte ich, »ich lebe noch. Was ist denn los?«

Ich habe eine Münze, die in meiner hinteren Jeanstasche steckte, übersehen. Als das Gerät angestellt wurde, sauste die Münze aufgrund der magnetischen Kräfte durch die Röhre, und zwar mit einer Kraft und Geschwindigkeit, als wäre sie aus einer Kalaschnikow abgefeuert worden. Es war mein absolutes Glück, dass die Münze in der hinteren Hosentasche steckte und nicht in der vorderen, denn das wäre vermutlich meine letzte Minute gewesen. Die Münze hätte durch meinen Kopf schießen können.

Bevor sie mich wieder in die Röhre einfahren, taste ich mich von oben bis unten ab und bitte den Assistenten nochmals, alles nachzukontrollieren. Erst jetzt reagiere ich auf das Erlebte mit einem Zittern am ganzen Körper. Eigentlich ist mir die Lust auf diese Untersuchung vergangen. Da man aber wochenlang auf einen neuen MRT-Termin warten muss und ich endlich wissen will, was mir mein Körper mit diesen verdammten Hüftschmerzen mitzuteilen hat, begebe ich mich erneut in die Röhre. Trotz der Kopfhörer bekomme ich mit, wie die Geräusche im Innern der Maschine während der dreißigminütigen Körperdurchleuchtungsarie wechseln: wie bei einer modernen Opernaufführung. Es beginnt mit mehreren Pressluftbohrern, die nach acht Minuten von Düsengeräuschen mit Schubumkehr abgelöst werden. Es folgt nun der Sound eines Zahnbohrers, aber mit solch einer Lautstärke als würden sechsunddreißig Bohrer auf einmal an den Zähnen arbeiten. Die Zeit in dieser Röhre will einfach nicht vergehen. Als man mich endlich herausfährt, bin ich völlig erledigt.

Der Befund der Untersuchung lautet: Hüftkopfnekrose. Das müsse bald operiert werden, da mein Hüftkopf so sehr beschädigt sei, dass er jederzeit brechen könne. Ich bräuchte dringend eine neue Hüfte, sagt mir der Gelenkspezialist am nächsten Tag. Er ist zum Glück ein langjähriger Freund und schiebt mich gleich auf seiner Warteliste nach vorne. OP-Wartezeiten von einem halben Jahr sind bei ihm keine Seltenheit, aber als mitfühlender Freund will er mich so früh wie möglich von den Schmerzen befreien.

Hört das denn überhaupt nicht mehr auf mit diesen Operationen? Langsam werde ich zu einem Ersatzteillager. Was wird noch alles in meinem Leben ausgetauscht? Scheiß Morbus Fabry, scheiß Gene, scheiß Evolution. So in etwa schreie ich die Dinge vor mich hin. Gleichzeitig überkommt mich aber auch ein tröstlicher Gedanke: Es ist ja nicht unbedingt der Fitteste, der überlebt, sondern derjenige, der seine Pannen am besten repariert. Als ich mich wieder einigermaßen beruhigt habe, erklärt mir der Arzt, was es mit einer Hüftkopfnekrose auf sich hat und in welchem Zusammenhang sie mit meiner Nierenoperation steht. Nach der Verpflanzung eines fremden Organs bildet der Empfänger Antikörper gegen das fremde Gewebe, die zusammen mit anderen Immunabwehrzellen das verpflanzte Organ angreifen und zerstören. Deshalb müssen die Empfänger transplantierter Organe lebenslänglich Immunsuppressiva einnehmen, die die Abstoßungsreaktion verhindern. Diese Immunsuppressiva, die ich täglich zu mir nehmen muss, können mit ihren Nebenwirkungen eben auch mal einen Hüftkopf zerstören. Des Öfteren kommt es vor, dass der zweite Hüftkopf auch noch in Mitleidenschaft gezogen wird.

Das sind ja tolle Aussichten, denke ich. Der Tablettenengel, der auf der einen Seite etwas rettet, ist der gleiche Engel, der auf der anderen Seite etwas zerstört. Vor ein paar Monaten erst habe ich die Nierenoperation überstanden, wiege um die fünfzig Kilogramm und soll nun eine weitere Operation über mich ergehen lassen, bei der an meinem Körper gesägt, gehämmert und gebohrt wird wie in einer Großschreinerei! Ich gehe auf den Balkon, der vom Sprechzimmer meines Arztfreundes einen Blick auf den Charlottenburger Schlosspark bietet, und schreie ins Grüne: »Lasst mich endlich davonfliegen. Ich spanne die Flügel auf ohne Angst und fliege davon.«

Andererseits bin ich froh, dass die Medizin heute so weit ist, Teile unserer Körpermaschine nachzubauen, und zwar in einer Qualität, von der die Evolution nur träumen kann. Und bald wird die alte Körpermaschine in der Lage sein, eine total neue Körpermaschine zu bauen.

Ich habe wieder einen Hoffnungsschub, als mein Freund mich damit tröstet, wie unkompliziert ein solcher Eingriff sei, gerade bei Menschen wie mir, die kaum Fett haben und bei denen man schnell ans Knochengewebe kommt. Nach knapp anderthalb Stunden sei alles erledigt. »Kinder«, rufe ich im Sprechzimmer meines Freundes, »ich habe hoffentlich noch ein bisschen Meer vor mir.«

Die Operation ist dann doch sehr kompliziert geworden und dauerte über dreieinhalb Stunden. Glücklicherweise hat man mir das erst lange nach dem Aufwachen aus der Narkose erzählt.

Mein Bruder Richard und die Spaghettimaschine

Ich habe alles überstanden, auch wenn alles nicht so lief wie geplant. Doch schon kurz nach der Operation sind die Schmerzen in der rechten Hüfte wie weggeblasen. Ich kann allen, die Probleme mit ihren Hüften oder Knien haben, nur sagen: Schiebt die Operation nicht hinaus, ihr werdet euch ärgern über all die Jahre, die ihr aus Angst vor dem Eingriff die Schmerzen ertragen habt. Die Arbeit in meinem Gelenk wird nun nicht mehr von menschlichem Knochengewebe ausgeführt, sondern von einem verlässlichen Hüftkopf aus Titan. Wenn sich eines Tages alles von mir aufgelöst hat, dieser Hüftkopf wird bleiben. Titan ist ein chemisches Element, es gehört zu den Übergangsmetallen. Leicht, fest, dehnbar, weißmetallisch glänzend und korrosionsbeständig ist es besonders für Anwendungen geeignet, bei denen es auf hohe Korrosionsbeständigkeit, Festigkeit und geringes Gewicht ankommt, zum Beispiel bei der Raumfahrt, in Schiffsmotoren und jetzt in mir. Zudem gibt es auch keine immunologische Abstoßreaktion.

Mein Bruder Richard, der hoffnungsvolle Sohnemann, der im Leben nicht so weit kam, wie gedacht, ist am Krankenhaustelefon. Es ist spät am Abend, als er bei mir anklingelt. Ich habe das Glück, in einem Einzelzimmer untergekommen zu sein, so störe ich beim Telefonieren keinen Mitpatienten. Richard will zunächst einmal wissen, ob ich die OP gut überstanden habe. Er hatte sich auch nach der Nierentransplantation gemeldet und von meinem Morbus Fabry erfahren, selbst aber von keinen entsprechenden Symptomen bei sich erzählt. Er redet mit stark sächsischem Dialekt und vielen Pausen zwischen den Sätzen. Damals, als wir klein waren, hat er den Twist und den Rock 'n' Roll zu uns nach Hause gebracht. Bei den Partys, die er mit seinen Freunden und Freundinnen feierte, verrenkten alle oft bis in den frühen Morgen hinein auf die merkwürdigste Art und Weise ihre Körper. Richard war im Tanzen ein kleiner Meister. Seine Freunde nannten ihn den Startwister. In seinem abenteuerlichen Berufsleben sollte sich das Gegenteil einstellen.

Unser Vater kam bekanntlich nie gut mit seinem Sohn Richard zurecht, er verachtete ihn wohl eher. Richard wiederum kämpft bis zum heutigen Tag um Vaters Anerkennung.

Und um auf Vaterhöhe zu gelangen, versuchte auch er sich als selbstständiger Unternehmer und Kaufmann. Mit seinen Produkten und zum Teil auch eigenen Produkterfindungen ist Richard bis heute zweiundzwanzigmal pleitegegangen. Aber er gibt nicht auf. Seit ich ein Kaffeehaus habe, ruft er mich manchmal an, um mir irgendetwas aus seinem Sortiment zu verkaufen. Heute, am späten Abend im Krankenhaus, will Richard mir seine sich selbst erwärmenden Raviolidosen schmackhaft machen.

»Richard«, rufe ich ins Krankenhaustelefon, »wir sind ein großstädtisches Kaffeehaus im Zentrum Berlins. Da kann ich den Herrschaften keine Raviolidosen auf den Tisch stellen und sagen: In zwei Minuten haben sich die Ravioli in der Dose selbst erwärmt, und dazu legen die Kellner den Gästen dann noch einen Dosenöffner hin. Deine Raviolidosen musst du Bergsteigern, Langzeitwanderern oder Tauchern anbieten. Was sagst du? Ich verstehe dich schlecht. Die Verbindung ist nicht so gut …« Richard sagt, man müsse nur ein kleines Loch in die Raviolidose machen, dann verbände sich der Sauerstoff mit einer chemischen Lösung und in zwei Minuten sei das Doseninnere heiß. Sicher sei das System genial, antworte ich, aber ich sei einfach der falsche Ansprechpartner.

Richard legt mit einer Spaghettimaschine nach. Das sei sein neuestes Produkt. Auch diese Spaghettimaschine will er seinem Bruder, der gerade eine Operation überstanden hat, verkaufen. Man gebe die Spaghetti oben rein, und eine Minute später kämen sie unten al dente raus. Er würde mir auch eine fünfjährige »Aldentegarantie« dazu geben. Er nehme die Maschine in dem Moment zurück, wo die Spaghetti unten weich herauskämen. Ich bitte ihn jetzt, mir ganz genau zuzuhören. Dabei sage ich ihm, dass es in Berlin siebentausend Italiener gebe, in ganz Deutschland bestimmt Hunderttausende. Vielleicht seien das die richtigen Abnehmer für seine Spaghettimaschinen. Auch an Flughäfen oder Bahnhöfen gebe es sicher Bedarf. Ich lasse seine Frau mit tausend Küssen grüßen und verabschiede mich. Vielleicht macht Richard einfach den Fehler, dass er immer zur falschen Zeit am falschen Ort den falschen Kunden das falsche Produkt anbietet.

Besuch vom alten Vater

Vater hat seinen Berlinbesuch angekündigt. Wir haben uns im Kaffeehaus verabredet. Ich kann fast wieder normal gehen, so, als hätte ich nie eine neue Hüfte gebraucht. Mit seinem Gehstock, den er Arthur II getauft hat, betritt Vater das Kaffeehaus. Nachdem wir uns, wie gewohnt, sehr förmlich begrüßt haben, sagt er, noch bevor er Platz genommen hat:

»Dein Bruder Richard hatte einen Schlaganfall.«

»Ich weiß, nun hat Fabry auch bei ihm zugeschlagen. Er hat großes Glück, dass es ihm erst jetzt, mit seinen vierundsechzig Jahren, passiert ist. Bei den meisten Männern, die diese Krankheit haben, schlägt sie viel früher zu. Das hat Richard sicherlich deinen starken Genen zu verdanken, dass er solange verschont geblieben ist.«

»Was hast du vorhin gesagt? Wer hat bei ihm zugeschlagen«, fragt Vater nach, während er sich auf den Stuhl setzt.

Ich will ihm antworten, von Morbus Fabry erzählen, dass eben seine beiden Söhne … da legt er schon wieder los:

»Dein Bruder rief mich an, dass er Geld von mir für irgendwelche Medikamente will, denn ich sei schuld an seiner Krankheit. Medikamente? Was soll das? Er ist doch versichert. Ich denke, dass das wieder mal so ein Trick von ihm ist, Geld aus mir herauszulocken. Ich habe nein gesagt, er wolle das Geld doch sicherlich nur für eine seiner absurden Geschäftsideen. Ich habe genug gegeben, Schluss! Er muss doch irgendwann einmal lernen, auf seinen eigenen Füßen zu stehen! Daraufhin hat er so ins Telefon gebrüllt, dass ich ihn selbst mit meiner Schwerhörigkeit verstand. Ich sei sein Mörder, hat er gerufen, und wenn ich ihm nicht sofort das Geld überweisen würde, dann würde er sich umbringen. Abschließend hat er mir noch Vorwürfe gemacht, warum ich mir keine gesunde Frau gesucht hätte, um mit ihr Kinder zu zeugen. Ich habe dem Spinner gesagt, dass erst heute Paare vor der Eheschließung voneinander die totale Erbgutenthüllung einfordern können, das ging bei uns damals in Sachsen nicht. Was redet dein Bruder nur immer für einen Mist. Jetzt will ich erst einmal eine gute Tasse Kaffee.«

Von seiner Statur her ist Vater etwas geschrumpft, aber mit seinen vierundneunzig Jahren bewegt er sich immer noch erstaunlich sicher. Bei der Begrüßung habe ich wieder die angenehme Wärme seiner Hände gespürt, so, als wäre in ihnen ein Öfchen versteckt, das anspringt, wenn er Menschen berührt, die er mag. Mich mag er in der letzten Zeit, auch wenn es womöglich nur das Kaffeehaus ist, das ihm imponiert.

»Junge«, sagt Vater, »du siehst ja immer noch aus wie eine gut genährte Röntgenaufnahme. Man könnte beginnen, sich Sorgen zu machen. Jetzt, wo du ein Kaffeehaus hast, müsstest du doch zunehmen. Ernährst du dich denn nicht richtig?«

Der Kellner serviert eine Tasse Kaffee für meinen Vater.

»Habe ich dir nicht von Morbus Fabry erzählt?«

»Von was, mein Junge?«

»Von Morbus Fabry, dieser Erbkrankheit, die aus der familiären Linie unserer Mutter stammt.«

Vater schaut mich etwas erstaunt an.

»Moment, Junge, ich verstehe nicht! Ich muss mein Hörgerät etwas lauter stellen. Was sagtest du noch mal? Morbus Fabry? Ist das ein neues Fernsehquiz?«

Der Keller fragt nach, ob er noch etwas bringen könne. Vater bestellt sich ein Saftgulasch. Vater hört, wenn er will. Und Vater hört nicht, wenn er will. Er hat es immer verstanden, sich die anderen vom Leib zu halten und sich nicht in seiner Ruhe stören zu lassen. Als das Gulasch serviert wird, schaue ich in Gedanken versunken meinem Vater zu, wie er das Essen in sich hineinschlingt. Seine dritten Zähne werden durch das Gulasch nicht in Schieflage gebracht.

Mein Vater, Jahrgang 1914, ist so etwas wie eine Kakerlake des 20. Jahrhunderts, eine Art Rohfassung der Schöpfung, nicht zu erschlagen. Papa wird erst dann sterben können, wenn alle, die etwas von seinem Vermögen wollen, vor ihm gestorben sind. Vater ist weder senil noch hinfällig, nur eben manchmal etwas verwirrt. Mit klarem Verstand heiratete er vor vier Jahren zum dritten Mal in seinem Leben: die aus Bulgarien stammende Käthe, die für ihn Mutter, Sekretärin, Krankenschwester, Köchin und Göttin in einem ist.

Für diese vielen Positionen, die seine neue Frau für ihn besetze, müsse er nur eine bezahlen, günstiger ginge es doch gar nicht, sagte er uns Kindern nach der Hochzeit, die eigentlich Käthe aus Erbgründen von ihm erzwungen hat. Er würde immer einen passenden Busen finden, um Nektar zu schlürfen, denn Laben an den Brüsten milchgebender Sklavinnen sei angeraten, um bis ins höchste Alter die Gefahr eines Herztodes zu bannen. Papa sagt solche Sätze manchmal ganz nebenbei, auf Nachfragen erklärt er, die könne man eben bei seinen Lieblingsklassikern finden.

Wenn Vater mich im Kaffeehaus besucht, sitzt er bevorzugt, wie auch heute, in der Nähe der Kasse. Das Geräusch des Kassencomputers sei für ihn die wahre Operrettenmusik seines Lebens, die ihm Entspannung und höchste Freude bereite. Geldverdienen oder Nichtsein? war Vaters lebenslange Hamlet-Frage. Seine Ängste münden noch heute in einem zwanghaften Geiz, mit dem er uns alle immer gequält hat. Gespräche über zwischenmenschliche Befindlichkeiten hat es zwischen Vater und mir nie gegeben. Da menschliche Gefühle nicht in Zahlen auszudrücken sind, sind sie für meinen Vater so gut wie nicht existent. Standen diese Gefühle aber trotzdem im Raum, wurden sie durch seine cholerischen Anfälle sofort abgewürgt.

Heute sitzt er mir mit dem Lächeln eines Buddhas im Kaffeehaus gegenüber. Nur manchmal, wenn er kurz einmal abwesend vor sich hin starrt, wirkt er wie ein alter Haifisch, der nicht mehr richtig zubeißen kann und die Orientierung im Meer verloren hat. Dann, im nächsten Moment, wenn man ihn anspricht, blitzen seine Augen wieder auf. Sollte nur das zarte Rauschen einer kleinen Sorge meinerseits aufkommen, wird er mich damit bedrohen, sein Hörgerät sofort abzustellen und abzureisen, wobei ich die neue Fahrkarte zu zahlen hätte.

Bei seinem letzten Besuch in Berlin, vor etwa fünf Jahren, erzählte ich ihm von meinen Nierenproblemen, worauf er damals antwortete: »Was sagst du, Jungelchen, deine beiden Nieren sind kaputt und du brauchst eine Spenderniere? Ich habe dir schon mal zwei gegeben, mehr ist nicht drin, mein Guter. Aber ich werde dir, wenn ich wieder zu Hause bin, einen speziellen Nierentee nach Berlin schicken. Vielleicht hilft der.«

Vater macht eine kurze Pause beim Essen seines Saftgulaschs. Ich erzähle ihm, wie die Geschichte mit meinen Nieren ausgegangen ist und dass Mara mir eine ihrer gesunden Nieren geschenkt habe.

»Aha«, antwortet Vater, »dann brauchst du wohl keinen Nierentee mehr? Dein Schicksal hat dich eben zu einem Loch in der Natur werden lassen. Das hast du leider von deiner Mutter geerbt, aber ich bin trotzdem stolz auf dich und dein Kaffeehaus. Ich habe dir immer gesagt, vergiss das Dichten und die Kunst, das bringt kein Geld.«

Wir schweigen.

»Pferdmenges, Pferdmenges«, ruft Vater plötzlich so laut, dass die Kellnerin angesprungen kommt und ihn nach seinem Wunsch fragt.

»Jetzt ist mir wieder das Credo von Robert Pferdmenges, dem Lieblingsbankier von Konrad Adenauer eingefallen: ›Geld hat man nicht vom Geldausgeben, sondern vom Geldbehalten.‹«

Bei Hitlers Weltreisen ist Vater als einfacher Soldat und Kartoffelschäler mit von der Partie gewesen. Er habe monatelang auf hartem Boden schlafen müssen und vor Hunger Zigarettenstummel gefressen, erzählt Vater nun, ungefragt. Scheiß Krieg. Und die Kälte und der Hunger und die Krankheiten hätten vielen von seinen Kameraden den Rest gegeben. Einmal sollte er seinen Leutnant im Jeep zu einer Kaserne begleiten, aber er habe sich um drei Minuten verspätet. Als er ankam, war der Leutnant bereits mit den Soldaten abgefahren. Eine Stunde später wurde gemeldet, dass der Jeep auf eine Miene gefahren sei und dass alle Insassen getötet wurden.

»Schwein gehabt, was, mein Junge? Drei Minuten und aus. Also, was soll ich mir noch meine Hände mit klebrigen, existenzialistischen Themen wie Tod, Schuld und Sinn des Lebens schmutzig machen? Ich war sehr nahe am Tod, und hätte der zugeschlagen, dann gäb's dich auch nicht. Beim Sex wollte ich immer sterben, hat aber auch nicht geklappt.

Wenn man schon hier ist in diesem Leben, dann macht es nur Spaß, wenn du es geschafft hast, der Gefragte zu sein, und nicht der, der ständig nachfragen muss. Du musst aus dem Leben das herausholen, was du investiert hast!«

Dann lächelt er wieder vor sich hin und nimmt den letzten Schluck Kaffee. Nach einem kurzen Schweigen sagt er:

»Und dein Personal kann dich wirklich nicht betrügen?«

»Manchmal würde ich dich gerne in den Ramschladen der Schöpfung zurückbringen und umtauschen«, antworte ich ihm.

»Was sagst du, Junge, ich glaube, du hast Recht, bestelle mir bitte jetzt noch einen Espresso und ein Stückchen von eurem wunderbaren Käsekuchen.«

Vater kann Unmengen essen. Während er das Stück Kuchen in sich hineinschiebt – Vater war noch nie ein vornehmer Esser –, murmelt er mit vollem Mund:

»Nun bist du ja auch schon ein paar Jahre Vater. Aber bedenke, heranwachsende Kinder kosten viel Geld! Vielleicht solltest du deine Kaffeepreise um zwanzig Cent erhöhen?«

Plötzlich steht mein Vater auf, greift seinen Stock Arthur II. und kommt an meine Tischseite. Er lächelt. Vater nimmt mich in seinen rechten Arm, mit dem linken hält er sich an seinem Stock fest. Liebevoll, mit Tränen in den Augen sagt er:

»Es wird schon alles gut, mein Sohn. Wir waren eben immer eine theatralische Familie. Wir haben alle Fehler gemacht, und so lange es Menschen geben wird, werden wir immer Fehler machen.«

Soweit ich mich erinnern kann, ist das unsere erste Umarmung, seit mein Vater und ich uns kennengelernt haben, damals, zu einer Zeit, als mein Vater ein großes Kind war, das ich bekommen habe, als ich noch ganz klein war.

Epilog

Und immer die Angst, die bleibt, hoffentlich schlägt die Liebe meines Körpers für Maras Niere nicht in Abstoßung um. Und wieder das Herz, Ihr Herz, wird die Ärztin nach der Ultraschalluntersuchung sagen. Ich weiß, Morbus Fabry sitzt auch um mein Herz herum. Nein, kein neues Herz mehr – mit dem alten noch ein wenig von den schönen Farben, dem Kind und dem Meer erleben. Ich will mit meinem alten Herzen so lange Tango tanzen und singen, bis es stehen bleibt. Es gibt keinen Lebensrechner, auf dem man so lange herumtippt, bis sich die Ungewissheit aufgelöst hat in Zahlen, in gute Zahlen, in sichere Zahlen, in Gewinn. Aber mein Dasein ist im Moment noch nicht schwer genug, um mich vom Hier zu verabschieden. Ich fühle noch Kraft, um die mir verbleibenden Tänze zu tanzen. Habe ich mein Leben nicht ständig aus Neuanfängen aufgebaut! Das hat mich doch verdammt wach und neugierig gehalten. Es ist eben wie mit Ebbe und Flut. Irgendwann wartet man immer länger auf die Flut und wird verdammt müde. Ich habe gestrampelt, sage ich mir, und Sachen auf die Beine gestellt wie mancher gesunde Zeitgenosse nicht. Und wenn mein Herz nun auch noch schlapp macht und wie eine lahme Supernova explodiert, dann werde ich vorher entscheiden müssen …

Was noch mal ist das Herz? Eine Kathedrale der Poesie? Oder einfach eine Pumpe? Mein Körper ist kein Körper der evolutionären Schöpfung mehr, er ist zu einem Körper der Moderne geworden, ein Körper voller Ersatzteile. Ich kann in diesem einen Leben, das ich noch habe, nicht alles verstehen, das ist tragisch, aber auch gut. Ich bin noch am Leben, und du, meine Mara, bist am Leben, und unsere gemeinsame Tochter ist am Leben, und deshalb werden wir, so lange es geht, die Luft mit unserer Liebe füllen.

Endlich weicht es von mir. So hatte der Dämon schon einmal das Kaffeehaus verlassen, durch die Eingangstür und mit knirschenden Zähnen an einem frühen Morgen im Mai in Berlin. Etwas Neues hat begonnen. Ruhig, heiter und ohne Angst.

Inhalt

FSC
Mix
Produktgruppe aus vorbildlich
bewirtschafteten Wäldern und
anderen kontrollierten Herkünften

Zert.-Nr. SGS-COC-1940
www.fsc.org
© 1996 Forest Stewardship Council

Verlagsgruppe Random House FSC-DEU-0100
Das für dieses Buch verwendete FSC-zertifizierte Papier *Munken Premium*
liefert Arctic Paper Munkedals AB, Schweden.

1. Auflage
Copyright © 2009 Deutsche Verlags-Anstalt, München,
in der Verlagsgruppe Random House GmbH
Alle Rechte vorbehalten
Typografie und Satz: DVA/Brigitte Müller
Gesetzt aus der Berling
Druck und Bindung: GGP Media GmbH, Pößneck
Printed in Germany
ISBN 978-3-421-04326-9

www.dva.de

Die Fortsetzung
des Bestsellers *Lass mich die Nacht überleben*

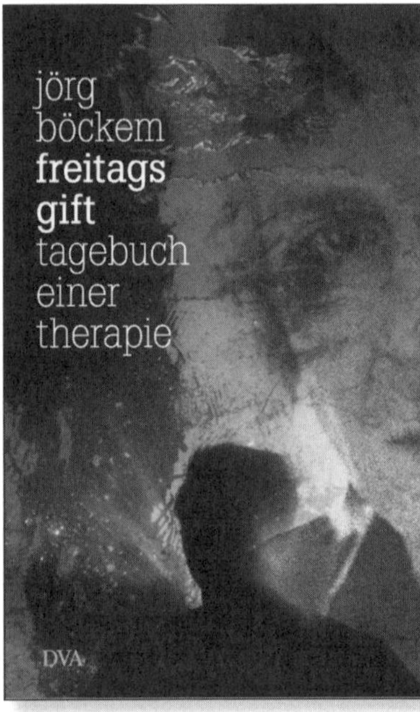

Jörg Böckem
Freitags Gift
Tagebuch einer Therapie
Gebunden, 256 Seiten
ISBN 978-3-421-04314-6

Jörg Böckem, 42, führte viele Jahre ein Doppelleben als Journalist und Junkie. Heute ist er clean, kämpft aber noch immer mit den Folgen seiner Sucht, einer Hepatitis-Infektion. Als die Krankheit sein Leben immer stärker beeinträchtigt, entschließt er sich zu einer Behandlung. Sie dauert 48 Wochen und wird von heftigen Nebenwirkungen begleitet. *Freitags Gift* ist das Protokoll dieser Therapie.

DVA
www.dva.de

Silvia Hable
gibt der Protestjugend von heute eine Stimme

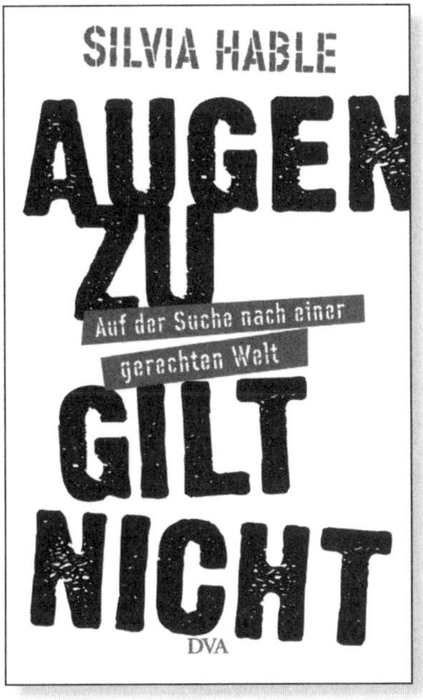

Silvia Hable
Augen zu gilt nicht
Auf der Suche nach
einer gerechten Welt
Klappenbroschur, 304 Seiten
ISBN 978-3-421-04308-5

Eine junge Frau erzählt mitreißend von ihrem Ausbruch aus der bürgerlichen Welt ihrer Eltern und der Kleinstadt, in der sie groß wurde. Im Laufe der Jahre lernt sie verschiedene in- und ausländische Punker- und Hausbesetzerszenen kennen, sie macht Erfahrungen mit Drogen, mit der Psychiatrie und der Polizei, und sie übt sich in alternativen Formen des politischen Protests. Am Anfang war es nur Verweigerung, am Ende ist es der empörte Kampf gegen ein ungerechtes System.

DVA
www.dva.de